v. H.

Rehabilitation und Prävention 22

Kickenreiste: vastus medialis d. quadriceps
Rückweg: Abdruckphase

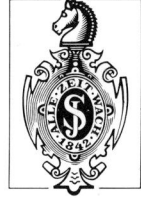

Dominiek Beckers   Math Buck

PNF in der Praxis

Eine Anleitung in Bildern

Mit 150 Abbildungen in 379 Einzeldarstellungen

Springer-Verlag Berlin Heidelberg New York
London Paris Tokyo

Dominiek Beckers
Math Buck

Lucas-Stichting voor Revalidatie
Postbus 88
NL-6430 AB Hoensbroek

1. Auflage 1988, 1. korrigierter Nachdruck 1990

ISBN 3-540-18970-X Springer-Verlag Berlin Heidelberg New York
ISBN 0-387-18970-X Springer-Verlag New York Berlin Heidelberg

CIP-Kurztitelaufnahme der Deutschen Bibliothek
Beckers, Dominiek: PNF in der Praxis : eine Anleitung in Bildern / Dominiek Beckers ;
Math Buck. - 1. korr. Nachdr. d. 1. Aufl. - Berlin ; Heidelberg ; New York ; London ; Paris ;
Tokyo ; Hong Kong : Springer, 1990
(Rehabilitation und Prävention ; 22)
ISBN 3-540-18970-X (Berlin ...)
ISBN 0-387-18970-X (New York ...)
NE: Buck, Math:; GT

Die Wiedergabe von Gebrauchsnamen, Handelsnamen, Warenbezeichnungen usw. in diesem Werk
berechtigt auch ohne besondere Kennzeichnung nicht zu der Annahme, daß solche Namen im
Sinne der Warenzeichen- und Markenschutz-Gesetzgebung als frei zu betrachten wären und daher
von jedermann benutzt werden dürften.

Produkthaftung: Für Angaben über Dosierungsanweisungen und Applikationsformen kann vom
Verlag keine Gewähr übernommen werden. Derartige Angaben müssen vom jeweiligen Anwender
im Einzelfall anhand anderer Literaturstellen auf ihre Richtigkeit überprüft werden.

Satz-, Druck- und Bindearbeiten: Appl, Wemding
2121/3145-54321 - Gedruckt auf säurefreiem Papier

Vorwort

Die PNF-Methode („proprioceptive neuromuscular facilitation") beruht auf der Arbeit, die Herman Kabat, Sedgwick Mead, Margaret Knott und Dorothy Voss am Kaiser Foundation Rehabilitation Center in Vallejo, Californien, geleistet haben. Zunächst für die Behandlung von Lähmungen entwickelt, wird die Methode mittlerweile bei den verschiedensten Krankheitsbildern eingesetzt. Seit 1954 die ersten PNF-Kurse in Vallejo durchgeführt wurden, haben zahlreiche Physiotherapeuten aus der ganzen Welt dort in 3- oder 6monatigen Lehrgängen die theoretischen und praktischen Möglichkeiten des PNF-Konzepts kennengelernt. Außerdem kamen Knott und Voss zu Vorträgen und Seminaren in viele andere Länder, um dort ihre Methode bekannt zu machen. In vielen westeuropäischen Ländern wurden die PNF-Entwicklungen und die damit verbundenen neuen Erkenntnisse schnell in die Tat umgesetzt, vornehmlich in den deutschsprachigen und skandinavischen Ländern. Man kann mittlerweile auch in West-Europa, unter Leitung von extra geschulten PNF-Instruktoren, qualifizierte Kurse u.a. in Bad Ragaz (Schweiz), Berlin und Mainz (Bundesrepublik Deutschland), Göteborg (Schweden) und in Hoensbroek (Holland) besuchen. Möglicherweise kommen in den nächsten Jahren noch mehr Orte dazu, so daß die PNF-Methode auch hier die Aufmerksamkeit erhält, die sie verdient.

Nach dem Tod von Margaret Knott wurde ihre Arbeit von *Susan Adler* fortgesetzt. Die in diesem Buch gezeigten und beschriebenen Behandlungsarten beruhen ausschließlich auf der Arbeit, die in Vallejo gemacht wurde bzw. wird.

In den letzten Jahren sind zahlreiche Bücher über die PNF-Methode erschienen. Wir nennen hier:

- *Proprioceptive Neuromuscular Facilitation, Patterns and Techniques* von Dorothy Voss, Marjorie Ionta, Beverly Myers,
- *An Integrated Approach to Therapeutic Excercise* von Patricia Sullivan, Prudence Markos, Mary Alice Minor (deutsche Übersetzung: P.N.F. Ein Weg zum therapeutischen Üben).

Diese ausgezeichneten Fachbücher geben eine sehr ausführliche Beschreibung der Behandlung in Theorie und Praxis.

Dadurch, daß das PNF-Konzept heutzutage so intensiv verbreitet wird, entstand zusätzlich der Bedarf nach einer sehr detaillierten Darstellung des praktisch-technischen Vorgehens in Wort und Bild.

Ziele unseres Buchs sind infolgedessen

- eine Vereinheitlichung im praktischen Vorgehen;
- die Darstellung der neuesten Entwicklungen in Wort und Bild;
- die optische Veranschaulichung der PNF-Methode, um damit den Physio-
  therapieschülern und den Kollegen im PNF-Kursus beim Erlernen der
  Methode zu helfen.

So gehen wir hier nicht oder kaum auf die Philosophie der PNF, die histori-
schen Aspekte, die neurophysiologischen Hintergründe, die PNF-Befundauf-
nahme und das Behandeln des Patienten ein. Nur kurz werden die Grundprinzipien und Techniken behandelt, soweit sie für die praktische Beschreibung erforderlich sind. Das heißt, daß man sich durch das Studium dieses
Buchs allein die PNF-Methode noch *nicht* aneignen kann. Man lernt hieraus
nicht die Behandlung eines Patienten. Man kann nur eine korrektere *Ausführung* erlernen. Dieses Buch sollte als praktischer Leitfaden gesehen werden,
in Ergänzung zu den schon existierenden Lehrbüchern.

Wir nehmen nicht für uns in Anspruch, alle Möglichkeiten aufzeigen zu
können, die uns das PNF-Konzept für die Behandlung von Patienten bietet.
Die am häufigsten angewandten praktischen Möglichkeiten haben wir
jedoch ausführlich dargestellt.

Gerne nehmen wir neue Anregungen und Korrekturen entgegen. Dieses
Buch entstand durch die maßgebliche Hilfe der Lucas-Stichting voor Revali-
datie in Hoensbroek (Holland). Unser besonderer Dank gilt, in willkürlicher
Reihenfolge: Herrn Rob Holthuis für die fotografische Arbeit, Frau José van
Oppen als Modell, Frau Pauline Döpp für die vielen Schreibarbeiten, Frau
Constance Kusters für die Organisation, Herrn Egon Korr und Herrn Mar-
kus Hirzig für Ihre Hilfe bei der deutschen Übersetzung.

Weiter möchten wir allen Kollegen herzlich danken, bei denen wir Kurse
absolviert haben. Wir möchten hier besonders nennen Sue Adler (USA), Arja
Feriencik (Bad Ragaz), Louise Rutz-La Pitz (Zürich), Inge Berlin (Berlin) und
Susanne Anden (Göteborg).

Auch möchten wir Frau Mangold (Vallejo) für die Korrektur der Bilder
danken.

März 1988   Dominiek Beckers
                                                      Math Buck
                                                      PNF-Instruktoren

VI

Inhaltsverzeichnis

1 Grundprinzipien und Techniken der PNF: Mittel zur Fazilitation und ihre Anwendung

1.1 Optimaler Widerstand

Gelhorn machte Experimente mit Affen und zeigte:

- Nach Stimulation des motorischen Kortex ist die entstehende Muskelkontraktion kräftiger bei fixiertem als bei frei beweglichem Gelenk.
- Ein elektrischer, unterschwelliger Reiz auf den Kortex löst keine Kontraktion aus, wenn sich das Gelenk frei bewegen kann, dagegen bewirkt der gleiche Stimulus nach vorhergehender Dehnung und nachfolgendem Widerstand eine Muskelkontraktion.

Die nach dem Alles-oder-nichts-Prinzip erfolgende Muskelkontraktion beweist so den *fazilitierenden Effekt des Widerstands.*

Als maximalen Widerstand bezeichnet man den Widerstand, den der Patient gerade noch überwinden kann:

- isometrisch: als Haltewiderstand in allen 3 Ebenen;
- isotonisch: wenn eine flüssige Bewegung aller Komponenten des Musters möglich ist.

Dieser Widerstand ist also für jeden Patienten anders, so daß wir anstatt von maximalem, eher von *optimalem* Widerstand sprechen sollten.

Die korrekte Ausgangsstellung des Therapeuten *in der Diagonalen* („in the groove") ermöglicht ihm, Widerstand durch sein Körpergewicht zu geben. Zusammen mit dem Rotationswiderstand durch den *lumbrikalen Griff* wird so eine enorme quantitative *Variationsmöglichkeit* eröffnet.

Der Widerstand soll nahtlos nach dem Stretch einsetzen. Zu Beginn relativ gering, kann er bis zur Mitte des Patterns stark zunehmen und sich dann allmählich verringern – er muß jedoch bis zur Endstellung spürbar sein! Er muß den Behandlungszielen (Steigerung von Kraft, Koordination, Ausdauer, Beweglichkeit) angepaßt werden.

Außerdem wirken sich *viele mechanische Faktoren,* z. B. die Länge der Hebelarme, die Lage der Bewegungsachsen im Raum und die Schwerkraft, auf den Widerstand, den der Therapeut geben kann, aus.

Darüber hinaus sind auch Faktoren zu beachten, wie Druck auf die Muskulatur durch den Griff, Zug und Druck auf Gelenke, Stretch. Nur bei optimalen Widerstand kommt der „overflow" in vollem Ausmaß zur Geltung.

1.2 Manueller Kontakt

Der manuelle Kontakt wird als *sensorischer Reiz* der Haut und als Stimulus der Propriozeptoren angewendet.

Der *fazilitierende Hautkontakt* soll dem Patienten Richtung und Stärke der Muskelanspannung bewußt machen.

Deshalb soll der Griff nur *an der Seite* angesetzt werden, *zu der die Bewegung oder Muskelspannung erfolgen soll* (richtungsweisender Widerstand), in der Regel also über den für die Bewegung erforderlichen Muskelgruppen, Sehnen und Gelenken. Stretch, Zug, Druck oder Widerstand erfolgen möglichst durch Kontakt beider Hände.

Der *lumbrikale Griff* (besonders mit der distalen Hand) ermöglicht dem Therapeuten eine optimale Kontrolle der Rotationskomponente (Abb. 1).

Gleichzeitig muß sich der Therapeut davor hüten, durch zu festen Druck *Schmerzen* zu bereiten. Besonders bei zu verkrampft arbeitenden Therapeuten ist dies schnell geschehen, und die fazilitierende Wirkung des manuellen Kontakts verkehrt sich in ihr Gegenteil.

1.3 Verbale Stimulation

Auditive Reize fazilitieren die aktive Motorik, und der Patient wird zu bewußter Mitarbeit angeleitet. Anfeuernde, aggressivere Reize beflügeln oft eine Aktion; Schmerzzustände oder Relaxation benötigen eine sanfte, ruhige Ansprache.

Die verbalen Kommandos sollen *kurz und deutlich* sein, so daß sie dem Patienten zur Konzentration verhelfen. Ihre *Wiederholung* erhält die dauernde Aufmerksamkeit. Sie sind an den Patienten gerichtet und nicht an die Gliedmaßen (Augenkontakt Therapeut – Patient!)

Das *Timing* der Aufträge ist von großer Bedeutung. Sie gehen der *manuellen Fazilitation knapp voran,* so daß sie die Reflexantwort mit der willkürlichen Bewegung koordinieren. Die vorbereitenden Aufträge sollen *kurz* sein und können mit einer passiv oder aktiv unterstützten *Demonstration* unter visueller Kontrolle verbunden werden.

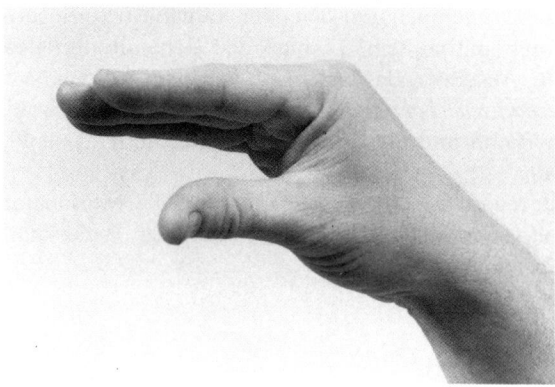

Abb. 1. Lumbrikaler Griff

1.4 Visueller Kontakt

Mit Hilfe des visuellen Kontakts kann der Patient seine Haltung oder Bewegung verfolgen, kontrollieren oder korrigieren. Auf diese Weise bekommt er ein andauerndes Feedback seiner Bemühungen. Auch der visuelle Kontakt des Therapeuten mit dem Patienten ist wichtig.

1.5 Körperstellung und Körperbewegung

Der Therapeut steht „*in the groove*" (in der Diagonalen) und richtet sich vorzugsweise zum Patienten hin (nicht zu den Gliedmaßen!), so daß *Blickkontakt* immer möglich ist. Er soll so stehen, daß die gewünschte Bewegung und die erforderlichen Griffe *schnell* möglich sind. Dabei gilt:
Hauptsächlich mit dem Körpergewicht Widerstand geben. Am besten ist dies mit locker *gestreckten Armen* möglich. Den eigenen Körper und die starken Beinmuskeln benutzen. In der Diagonalen bleiben.
Der Patient liegt oder sitzt *bequem und nahe genug am Rand* des Tisches.

1.6 Zug und Druck

Zug (Traktion)
Zug ist das Auseinanderziehen oder das *Verlängern eines Segments* oder einer Extremität. Die Reize, die hiervon ausgehen, verlaufen hauptsächlich über die Afferenzen der Gelenkrezeptoren. Sie unterstützen die *isotone Kontraktion*. Für eine gute Vordehnung („elongated state") ist Zug unentbehrlich und sollte dann auch im Verlauf der Bewegung aufrecht erhalten werden.

Druck (Approximation)
Druck ist das Zusammendrücken oder das Verkürzen eines Segments oder einer Extremität. Er verbessert die muskuläre Antwort vor allem *isometrischer Kontraktionen* und erhöht hauptsächlich die Stabilität. Besonders Druck- und Stoßbewegungen sowie das Tragen des eigenen Körpergewichts und Haltungsreflexe werden durch Druck stimuliert. Auch die Rezeptoren, die durch Druck gereizt werden, liegen in der Synovia.

Wir unterscheiden:
Quick approximation: ist eine schnelle Kompression mit darauffolgender, fast reflektorischer Aufrichtereaktion oder Stoßbewegung. Ziel ist meistens, eine gute Aufrichtung zu erreichen.

Maintained approximation ist der anhaltende Druck mit dem Ziel der Aufrechterhaltung einer bestimmten Haltung. Der „quick approximation" folgt fast immer und ohne Entspannung eine „maintained approximation".

1.7 Irradiation

Irradiation oder „overflow" ist das *Überfließen von Nervenimpulsen* innerhalb einer Extremität. Dies kann sich in Form von *Exzitation* oder *Inhibition* äußern. Die Intensität der Antwort steigt mit der Anzahl der angewendeten Reize.

PNF macht dauernd von diesem Overflowprinzip Gebrauch. Dadurch wird versucht, so viele motorische Einheiten wie möglich zu aktivieren. Durch Anspannen stärkerer Muskelgruppen, die in derselben Muskelkette liegen, können so motorische Nervenimpulse zu schwachen Muskeln hin angeregt oder verstärkt werden. Um dieses Overflowprinzip bestmöglich anzuwenden, wird immer unter optimalem Widerstand und in Bewegungsmustern geübt.

1.8 Reinforcement/Verstärkung

Verstärkung ist die Beeinflussung der Muskelantwort eines Körperteils durch ein anderes Körperteil (Abb. 2).

Reinforcement kann erreicht werden durch:

a) Irradiation:
   - innerhalb eines Musters,
   - Massenbewegungen,
   - bilaterale Arbeit,
   - sonstige Muster („chopping", „lifting");
b) zentrale Reflexe.

Reinforcement wird angewendet, um die Muskelaktivität zu fördern, um Übermüdung vorzubeugen und um Muster zu kombinieren. Die Ausbreitung der Nervenimpulse von einem Segment zum anderen erfolgt in immer gleichen Mustern. (Ihre Kenntnis

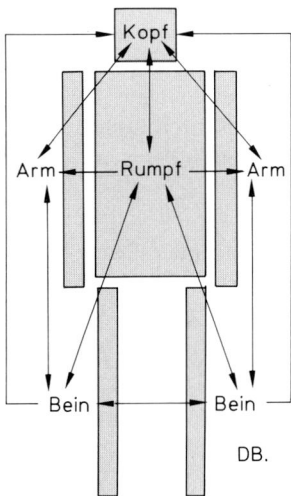

Abb. 2. Reinforcement/Verstärkung

4

bewahrt den Therapeuten vor unfunktionellem Üben!) Um sie therapeutisch nutzen zu können, müssen sie 2 Forderungen erfüllen:

1) Sie müssen *stärker sein* als die Muster, die sie verstärken sollen.
2) Sie müssen über Muskelketten mit dem zu verstärkenden Muster *verbunden* sein.

1.9 Muster/Pattern

Eine einzelne, einfache Bewegung ist das Ergebnbis von richtig aufeinander abgestimmten und gut koordinierten Muskelaktivitäten.

Aus Untersuchungen geht hervor, daß einfache, geradlinige Bewegungen spontan nicht vorkommen. Innerhalb des PNF-Konzepts nutzen wir deshalb auch totale und Massenbewegungen („mass movements and patterns").

Die PNF-Pattern entstehen aus synergistischen Muskelgruppen und werden möglichst aus Ausgangsstellungen durchgeführt, in denen der Stretchreflex am effektivsten ist: der Vordehnung („elongated state").

Die *Bewegung* besteht aus:
- spiralförmigen Komponenten,
- diagonalen Komponenten.

Die *Bewegungsrichtungen* werden zusammengesetzt aus:
- Flexions-/Extensionsrichtung,
- Abduktions-/Adduktionsrichtung,
- Innenrotation/Außenrotation (distal: Pronation – Supination Inversion – Eversion).

Die spiralförmigen Komponenten werden von der Rotation bestimmt, während die diagonalen Komponenten von Flexion/Extension und Abduktion/Adduktion bestimmt werden.

Ein PNF-Muster enthält jeweils ein Element der 3 verschiedenen Bewegungsrichtungen und wird nach dem größten Gelenk benannt: Dem Schultergelenk oder dem Hüftgelenk. Die Benennung des Pattern bezeichnet immer die Richtung, in die bewegt wird, und immer in der Reihenfolge: Flexion – Extension, Abduktion – Adduktion, Innenrotation – Außenrotation.

Das Zwischengelenk (Ellbogen, Knie) kann gestreckt bleiben, gebeugt oder gestreckt werden.

Wenn die Benennung der Muster keinen Zusatz erhält, wird immer das gestreckte Muster ausgeführt.

Beispiel
Beinmuster: Flexion – Abduktion – Innenrotation.
Beinmuster: Flexion – Adduktion – Außenrotation mit Knieextension.

Ausführung
Die Muster können in vielen Ausgangsstellungen (Rücken-, Bauch-, Seitenlage, Sitz, Vierfüßlerstand usw.) ausgeführt werden. Die Wahl der Ausgangsstellung kann von

sehr vielen Faktoren beeinflußt sein: Spastizität, Schmerz, Bequemlichkeit des Patienten und Therapeuten, Aufbau nach Schweregrad, Muskelkraft des Patienten im Verhältnis zu der des Therapeuten usw.

Die Ausführungen der Muster kann geschehen:

Unilateral: ein Arm oder ein Bein.

Bilateral: Beide Arme oder beide Beine gleichzeitig.

Bilateral symmetrisch: Beide Arme/Beine in der gleichen Diagonalen und gleichen Richtung.

Bilateral asymmetrisch: Beide Arme/Beine in unterschiedlichen Diagonalen, aber in gleicher Richtung.

Bilateral symmetrisch reziprok: Beide Arme/Beine in der gleichen Diagonalen, aber in entgegengesetzter Bewegungsrichtung.

Bilateral asymmetrisch reziprok: Beide Arme/Beine in unterschiedlichen Diagonalen und in entgegengesetzter Bewegungsrichtung.

Für die Ausführung weiterhin wichtig sind:

Normal timing: Bewegungsablauf oder Bewegungsfolge, die aus einer koordinierten Bewegung resultiert und von distal nach proximal verläuft.

Pivot: Der betonte Drehpunkt.

Groove: Die Diagonallinie oder eine Linie parallel hierzu. Sie wird gebildet von:
- linkem Schultergelenk – rechter Spinailiaca anterior superior,
- rechtem Schultergelenk – linker Spinailiaca anterior superior.

Abbildung 3 zeigt die Diagonalen. Sie werden auch kurz: D1 Flexion, D1 Extension, D2 Flexion, D2 Extension genannt.

Armmuster
D1 Flexion: Flexion – Adduktion – Außenrotation.
D1 Extension: Extension – Abduktion – Innenrotation.
D2 Flexion: Flexion – Abduktion – Außenrotation.
D2 Extension: Extension – Adduktion – Innenrotation.

Zusätzlich gibt es noch 2 Thrustpattern (Stoßpattern).
Ulnar thrust: Flexion – Adduktion – Außenrotation – Pronation und Handgelenkextension.
Radial thrust: Extension – Adduktion – Innenrotation – Supination und Handgelenkextension.

Beinmuster
D1 Flexion: Flexion – Adduktion – Außenrotation.
D2 Flexion: Flexion – Abduktion – Innenrotation.

6

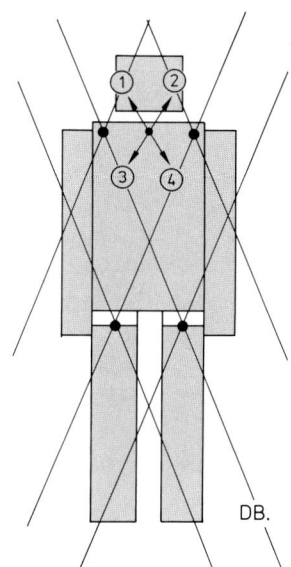

Abb. 3. Bewegungsdiagonalen

D1 Extension: Extension – Abduktion – Innenrotation.
D2 Extension: Extension – Adduktion – Außenrotation.

Bewegungsdiagonale für die untere Extremität (linke Hüfte)

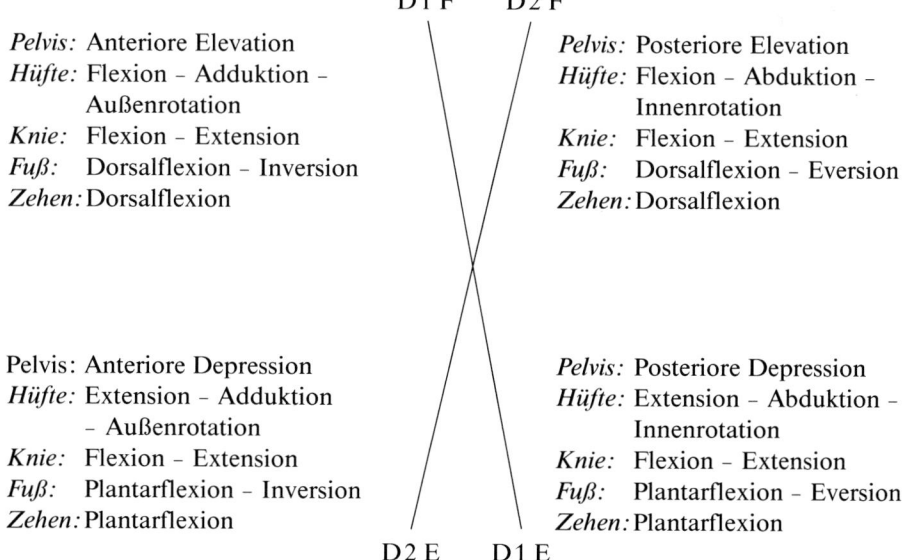

D 1 F   D 2 F

Pelvis: Anteriore Elevation
Hüfte: Flexion – Adduktion –
        Außenrotation
Knie: Flexion – Extension
Fuß: Dorsalflexion – Inversion
Zehen: Dorsalflexion

Pelvis: Posteriore Elevation
Hüfte: Flexion – Abduktion –
        Innenrotation
Knie: Flexion – Extension
Fuß: Dorsalflexion – Eversion
Zehen: Dorsalflexion

Pelvis: Anteriore Depression
Hüfte: Extension – Adduktion
        – Außenrotation
Knie: Flexion – Extension
Fuß: Plantarflexion – Inversion
Zehen: Plantarflexion

Pelvis: Posteriore Depression
Hüfte: Extension – Abduktion –
        Innenrotation
Knie: Flexion – Extension
Fuß: Plantarflexion – Eversion
Zehen: Plantarflexion

D 2 E   D 1 E

7

Bewegungsdiagonale für die obere Extremität (linke Schulter)

D 1 F   D 2 F

	D 1 F		D 2 F
Skapula:	Anteriore Elevation	*Skapula:*	Posteriore Elevation
Schulter:	Flexion – Adduktion – Außenrotation	*Schulter:*	Flexion – Abduktion – Außenrotation
Ellbogen:	Flexion – Extension – Supination	*Ellbogen:*	Flexion – Extension – Supination
Handgelenk:	Palmarflexion – Radialabduktion	*Handgelenk:*	Dorsalflexion – Radialabduktion
Finger:	Radialflexion	*Finger:*	Radialextension
Daumen:	Adduktion – Flexion	*Daumen:*	Extension – Abduktion

	D 2 E		D 1 E
Skapula:	Anteriore Depression	*Skapula:*	Posteriore Depression
Schulter:	Extension – Adduktion – Innenrotation	*Schulter:*	Extension – Abduktion – Innenrotation
Ellbogen:	Extension – Flexion – Pronation	*Ellbogen:*	Flexion – Extension – Pronation
Handgelenk:	Palmarflexion – Ulnarabduktion	*Handgelenk:*	Dorsalflexion Ulnarabduktion
Finger:	Ulnarflexion	*Finger:*	Ulnarextension
Daumen:	Flexion – Opposition	*Daumen:*	Abduktion – Extension

D 2 E   D 1 E

1.10 Techniken

Techniken sind Mittel zur Fazilitation, die gezielt ausgewählt werden, um

- die Bewegung einzuleiten,
- Bewegungen zu erlernen,
- die Stabilität zu erhöhen,
- die Kraft zu steigern,
- die Koordination zu verbessern,
- Schmerzen zu lindern,
- die Entspannung zu fördern,
- das Bewegungsausmaß zu vergrößern,
- schnelle Ermüdung zu vermeiden,
- die Ausdauer zu verbessern.

Die Technik kann sein:

a) Fazilitierend oder inhibierend.
b) In einer Bewegungsrichtung oder in 2 Bewegungsrichtungen.
c) Für den Agonisten (s. 1.10.1–1.10.5),
   für den Antagonisten zur Hemmung (s. 1.10.6 und 1.10.7) oder zu Stimulierung (s. 1.10.8),
   für den Agonisten und den Antagonisten (s. 1.10.9–1.10.11).

1.10.1 Rhythmische Bewegungseinleitung („rhythmic initiation")

Kurze Beschreibung. Auf den Antagonisten ausgerichtete Technik, bei der man passive, aktive und Widerstandsbewegungen benutzt.

Ausführung
- Der Therapeut führt die Bewegung zunächst passiv aus.
- Dann ermuntert er den Patienten mitzumachen.
- Der Patient führt die Bewegung aktiv aus.
- Die Bewegung geschieht gegen einschleichenden leichten, dann sich steigernden Widerstand.

Sowohl das agonistische Muster, als auch das antagonistische Muster können ausgefuhrt werden, jedoch nicht gleichzeitig beide Richtungen initiieren!

Zielsetzung
- Starten einer Bewegung,
- Verbesserung von Koordination und Bewegungsgefühl,
- Entspannung,
- Erlernen der Bewegungen,
- Steigern der Schnelligkeit.

Indikation
- Probleme, eine Bewegung zu starten, wie Rigidität, Spastik, Ataxie;
- träge Bewegungen; gestörter Rhythmus;
- verringertes Bewegungsgefühl;
- eingeschränkte Mobilität.

Diese Technik wird auch „pumping-up" genannt.

1.10.2 Wiederholte Kontraktionen („repeated contractions")

Kurze Beschreibung. Eine isotonische Technik für den Agonisten, bei der nach einem Teil der Bewegungsbahn ein Restretch die Kontraktion verstärkt.

Ausführung
- Der Patient bewegt in einer Diagonalen.
- Wenn die Kraft in der Bewegung nachläßt, gibt der Therapeut einen Restretch.

- Der Patient beantwortet diesen Restretch mit einer erhöhten Kontraktion, gegen die *sofort* Widerstand erfolgen muß.
- Der Therapeut läßt die Bewegung gegen Widerstand zu.

Wichtig ist, daß nach dem Restretch keine Entspannung entsteht. Das verbale Kommando bereitet den Restretch vor: („und ... weiter drücken").

Innerhalb einer Diagonalen wird der Restretch maximal 4mal wiederholt.

Zielsetzung
- Verbessern der Muskelkraft und Ausdauer,
- Verringern der Dysbalance der Muskeln in Pattern,
- Verbessern der aktiven Bewegungsmöglichkeit,
- Entspannen oder Dehnen der Antagonisten,
- Erhöhen des Muskeltonus.

Kontraindikationen
- Akute orthopädisch/chirurgische Probleme,
- nach Operationen,
- frische Hirnblutungen.

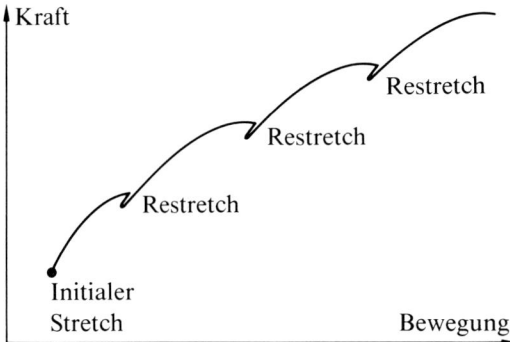

1.10.3 Stretchreflex

Kurze Beschreibung. Ein Bewegungsvorgang, der durch das Auslösen eines monosynaptischen Reflexes einen fazilitierenden Effekt auf vorgedehnte oder auf schon aktiv kontrahierte Muskulatur hat.

Ausführung
- Bringe den Körperteil in einen „elongated state" (= Vordehnung) aller Komponenten des erwünschten PNF-Patterns. Löse durch eine leichte, schnelle Überdehnung (in alle 3 Bewegungsrichtungen) einen Stretchreflex aus.
- Gib sofort nach dem Stretchreflex gegen die Bewegung Widerstand, doch lasse die Bewegung zu (optimaler Widerstand).
- Sorge für ein gutes Timing zwischen verbalem Kommando und Stretchreflex. Verbales Kommando: „und ... hochziehen".

10

Zielsetzung
- Einleitung der Bewegung,
- schnellere Ausführung der Bewegung,
- Erlernen der Bewegung,
- Verbessern der Kraft,
- Verbessern der Mobilität,
- Vermeidung von zu schneller Ermüdung,
- Erhöhen der Entspannung (autogene Hemmung).

Der Stretchreflex kann bei entspannter, gedehnter Muskulatur und bei kontrahierter Muskulatur („repeated contraction") ausgeführt werden.

1.10.4 Agonistische Umkehr („combinations of isotonics")
(nach Gregg Johnson und Vicky Saliba)

Kurze Beschreibung. Eine Bewegungsform nur der Agonisten. Sie verbessert die Bewegungskontrolle. Isotone Kontraktionen (konzentrisch, exzentrisch, „maintained") des agonistischen Musters werden ohne Entspannung kombiniert, um eine ruhige, koordinierte, funktionelle Bewegung zu erzielen.

Beispiel. Zum Stand kommen aus dem Sitz.
- Konzentrisch: Gegen Widerstand am Becken hochkommen.
- Maintained: Bleiben in einer Zwischenposition.
- Exzentrisch: Der Therapeut drückt den Patienten zurück zur Ausgangsstellung. Der Patient setzt sich jetzt langsam und bremst den Druck des Therapeuten.
Die Kombination der Kontraktionsformen bleibt dem Therapeuten überlassen. Eventuell einen Restretch einbauen.

Schwach	Stark	
¦----------------¦----------------¦		
¦--------------→	konzentrisch	
---¦	isometrisch	
←-------	exzentrisch	
-------→	konzentrisch	Kontraktionen
←--------	exzentrisch	
-¦	isometrisch	
---------→	konzentrisch	

Zielsetzung
- Erlernen eines Musters,
- funktionelles Training,
- Muskelverstärkung (Patient mit einer Schwäche innerhalb eines Musters),
- exzentrische und statische Kontraktionen und ihre Kontrolle erlernen, wie sie im täglichen Leben ständig gebraucht wird.

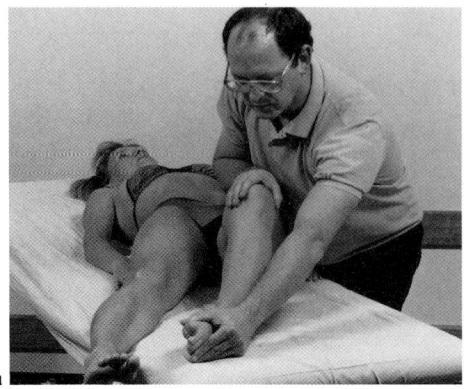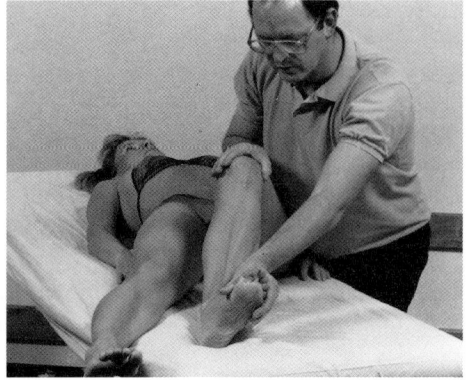

a   b

Abb. 4a, b. Bein: „timing for emphasis". Flexion – Abduktion – Innenrotation mit Knieflexion.
Hold in der Hüfte und im Knie. Wiederholte Kontraktion im Fersengelenk

1.10.5 Betonter Drehpunkt („timing for emphasis") (Abb. 4 und 5)

Kurze Beschreibung. Dies ist ein Bewegungsvorgang, bei dem der Patient ein Bewegungsmuster so ausführen muß, daß ein schwächerer Teil stimuliert wird.
Wir unterscheiden:
– ein oder mehrere stabile Teile (starke Komponenten),
– ein bewegendes Teil (schwächste Komponente).

Ausführung
Gegen die stärksten Komponenten einen Haltewiderstand („hold") geben und dann den schwächsten Teil bewegen lassen. Der so entstehende Drehpunkt heißt Pivot (deshalb auch oft nicht ganz korrekt „pivoting" genannt).

Beispiel. Armmuster: Flexion – Abduktion – Außenrotation.

Hold	*Bewegung*
Schulter/Ellbogen	Handgelenk (Abb. 5a)
Schulter/Handgelenk	Ellbogen
Ellbogen/Handgelenk	Schulter

Zielsetzung
– Muskelverstärkung einer bestimmten Komponente des Bewegungsmusters,
– Mobilisation eines Drehpunkts.

1.10.6 Halten – Entspannen („hold – relax")

Kurze Beschreibung. Eine Technik, bei der eine optimale, isometrische Kontraktion der verkürzten antagonistischen Muskeln erzeugt wird, gefolgt von einer Entspannung dieser Muskeln (Prinzip der reziproken Inhibition).

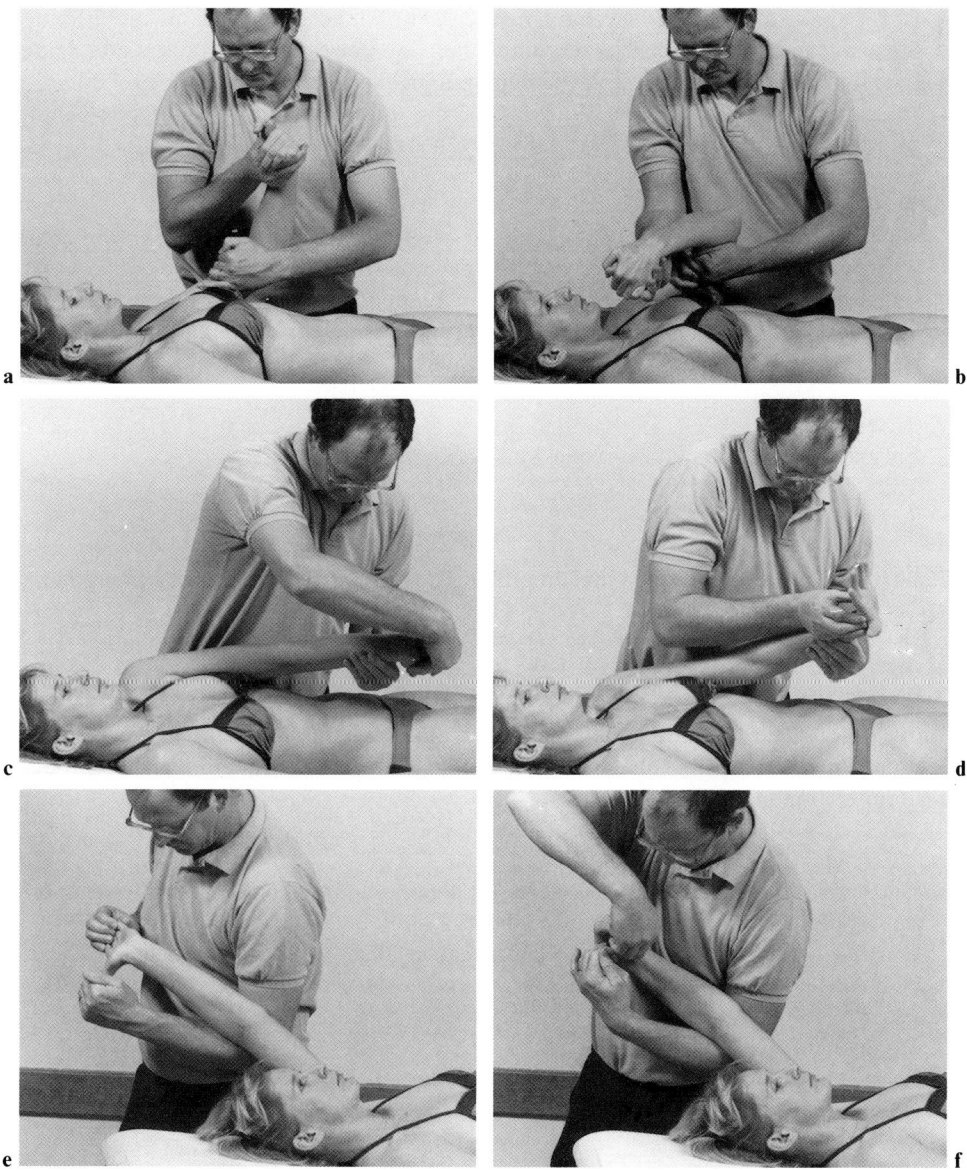

Abb. 5a–f. Arm: „timing for emphasis". **a, b** Flexion – Adduktion – Außenrotation mit Ellbogenflexion. Hold in Schulter- und Handgelenk. Bewegung im Ellbogengelenk. **c, d** Flexion – Abduktion – Außenrotation. Hold im Schulter- und Ellbogengelenk. Bewegung im Handgelenk. **e, f** Extension – Adduktion – Innenrotation. Hold im Schulter-, Ellbogen- und Handgelenk. Bewegung in den Fingergelenken

Ausführung

– Der Patient führt eine aktive oder passive Bewegung im agonistischen Bewegungsmuster aus, bis an die Bewegungs- oder Schmerzgrenze.

13

- Der Therapeut gibt langsam zunehmenden Widerstand gegen das antagonistische Muster, den der Patient halten soll, ohne daß eine Bewegung auftritt. (Es gibt keine Intention zum Bewegen, und das Kommando heißt: „Dableiben!").
- Langsames Ausschleichen des Widerstandes; es erfolgt eine Entspannung der Antagonisten (genügend Zeit zur Erschlaffung geben!).
- Bewege aktiv oder passiv in dem neuen Bewegungsausmaß.
- Wiederhole diese Übung.
- Verstärke das agonistische Bewegungsmuster, insbesondere die neu erworbenen Bewegungsausschläge. Während der Anspannungsphase außer dem exakten Griff keinen Körperkontakt mit dem Patienten. Während der Relaxationsphase kann der Therapeut um dem Patienten mehr Sicherheit zu vermitteln, einen größeren Körperkontakt geben (z. B. Arm an den Bauch nehmen).

Zielsetzung
- Entspannung des antagonistischen Musters,
- Mobilität verbessern,
- Schmerzen lindern.

Indikation. Bei Schmerzen bzw. bei zu großer Kraft des Patienten, wo sich „contract – relax" nicht anwenden läßt.

1.10.7 Kontrahieren – Entspannen („contract – relax")

Kurze Beschreibung. Eine Technik, die eine optimale isotone Kontraktion der verkürzten antagonistischen Muskulatur erzeugt, gefolgt von einer Entspannung (Prinzip der reziproken Inhibition).

Ausführung
- Der Patient führt eine aktive oder passive Bewegung im agonistischen Bewegungsmuster bis an die Bewegungsgrenze aus.
- Durch langsam anschwellenden Widerstand in allen 3 Ebenen erzeugt der Therapeut eine *isotonische* Kontraktion – es wird *ein minimaler* Bewegungsausschlag zugelassen!
- Kommando: „Ziehen", „Drücken".
- Dann den Patienten zum Entspannen auffordern (genug Zeit geben!).
- Bewege aktiv oder passiv in das neue Bewegungsausmaß.

Zielsetzung
- Entspannung/Dehnung des antagonistischen Musters,
- Verstärkung der Mobilität,
- Schmerzlinderung.

Kontraindikation. Schmerz (dann „hold – relax").
Sowohl bei „hold – relax" als auch bei „contract – relax" ist die Anwendung von Eis möglich.
Im Gegensatz zu „contract – relax" ist „hold – relax" isometrisch. Die Technik „hold – relax" arbeitet dichter an der Bewegungsgrenze und dem Schmerz, aber ohne diesen

auszulösen. Sie ist sehr effizient bei Schmerzproblemen, aber auch bei Patienten mit Kontrakturen und großer Körperkraft.

1.10.8 Langsame Bewegungsumkehr („slow reversal")

Kurze Beschreibung. Eine Technik, bei der eine isotone Kontraktion abwechselnd von Agonisten und Anatagonisten erfolgt, ohne daß Entspannung auftritt. Sie ist sehr wichtig, weil sie normale Funktionen von Umkehrbewegungen nachahmt (Laufen – Gehen, Rudern, Holzhacken, Sportbewegungen) und das Prinzip der sukzessiven Induction ausnutzt. Jedes Pattern verstärkt seine Umkehrbewegung.

Ausführung
- Starte die Bewegung mit dem stärkeren Muster, eventuell mit einem „initial stretch".
- Wechsle zum schwächeren Muster ohne Spannungsverlust.
- Steigere Widerstand oder Bewegungsausmaß.
- Beende den Wechsel immer mit dem schwächeren Muster.

Es ist nicht nötig, immer das ganze agonistische oder antagonistische Muster durchzuführen. Auch Teile der Bewegung, z. B. bei Bewegungseinschränkung und bei Muskelschwächen, sind möglich.

Das Kommando ist sehr wichtig und besteht aus einem deutlichen Vorbereitungskommando und einem Ausführungskommando: „Und . . . drücken", „und . . . ziehen".

Die Technik kann auch schnell ausgeführt werden.

Zielsetzung
- Verbesserung der Kraft,
- Förderung der Entspannung,
- Verbesserung der Mobilität,
- Schulung der Bewegung,
- Verbesserung der Koordination,
- Verbesserung der Ausdauer.

Beachte! Niemals die Spannung verlieren. Bei jedem Wechsel Widerstand oder Spannung (je nach Ziel) ansteigen lassen.

Kontraindikationen. Wenn das aktive Bewegen schmerzhaft ist und wenn die Umkehrung der Bewegung zu vermehrter Spastizität oder vemehrter Koordinationsstörung führt.

Beispiel
Beinpattern: Die proximale Hand bleibt proximal. Die distale Hand wechselt zuerst.
Armpattern: Die proximale Hand wechselt zuerst und nach distal.

1.10.9 Stabilisation

Die Stabilisation wird dort angewandt, wo eine Position zu instabil erscheint. Dies kann sich auf ein Gelenk beziehen, z. B. Schulter- oder Hüftgelenk, aber auch auf alle denkbaren Ausgangsstellungen.

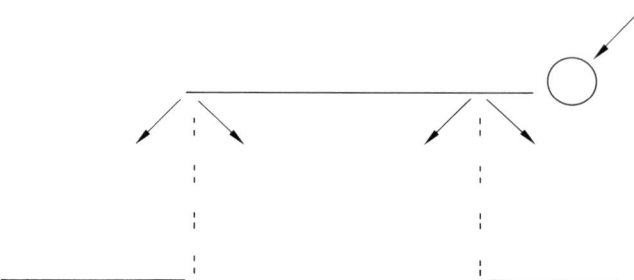

Bei den Stabilisationstechniken den Widerstand langsam zunehmen lassen bis zum Maximum und danach wieder langsam abbauen. Dabei möglichst nahe an die Grenze dessen gehen, was der Patient noch halten kann.

Bei dieser Technik wird meist von der Approximation Gebrauch gemacht. Der Druck ist hierbei in ein Gelenk oder in die Richtung einer Bewegungsdiagonalen gerichtet.

Ausführung

Schnelle Approximation („quick approximation"): Dem Auslösen einer schnellen Kontraktion ohne Entspannung folgt eine anhaltende Approximation.

Anhaltende Approximation („maintained approximation").

Manchmal ist die Stabilität auch mit Zug statt Approximation zu erreichen. Dann muß aber sehr viel Rotationswiderstand gegeben werden, da Rotation Kraft und Stabilität fördert.

1.10.10 Stabilizing Reversals

Kurze Beschreibung. Eine *isotone* Bewegungsform (mit allerdings nur minimaler Bewegung), wobei die antagonistischen Aktivitäten einander ohne Entspannung abwechseln, mit dem Ziel, die Stabilität zu erhöhen.

Ausführung
- Die Aktivität fängt im stärksten Muster an.
- Der Therapeut gibt in der Diagonalen Widerstand und eine Approximation. Kommando: „Dableiben".
- Den Wechsel mit einem Kommando vorbereiten.
- Immer eine Hand dalassen, während die andere Hand wechselt und so keine Entspannung zwischen den Reversals zulassen.

16

- Den Widerstand bei jedem Reversal zunehmen lassen.
- Auf die Rotationswiderstände achten.
- Beide Hände können wechseln, aber nie gleichzeitig.
- Das Wechseln der Hände geschieht dosiert.

1.10.11 Rhythmische Stabilisation („rhythmic stabilisation")

Kurze Beschreibung. Eine Stabilisationstechnik, die eine rhythmische gefühlvolle Kontraktion der Agonisten und Antagonisten verlangt.
Es ist eine schwierige Technik, die ein bewußtes Mitarbeiten des Patients erfordert.

Ausführung
- Führe die Technik an der Stelle aus, an der der Patient noch etwas Stabilität hat, und approximiere dort (manuell oder durch dein Körpergewicht).
- Beginne im stärksten Pattern.
- Mit dem Widerstand langsam in allen 3 Komponenten zum Gegenmuster wechseln.
- Widerstand langsam ansteigen lassen, aber Hold *nie* brechen.
- Beim Wechseln keine erneute Approximation geben.
- Der Therapeut darf keine Bewegung zulassen oder provozieren.
- Kommando: „Dableiben" oder „Halten".
Die Technik wird vorzugsweise bei gestreckten Mustern durchgeführt.

Zielsetzung
- Verbesserung der Stabilität,
- Verbesserung der Koordination,
- Verbesserung der Mobilität,
- Entspannung.

Kontraindikationen. Nicht zu belastende Gelenke.
Wenn die Technik zu schwierig erscheint, gehe über zu den „stabilizing reversals".

2 Skapula und Pelvis

Für Skapula und Pelvis kennen wir die nachfolgenden Muster:

– anteriore Elevation – posteriore Depression,
– anteriore Depression – posteriore Elevation.

Sie können ausgeführt werden:

a) Nur für Skapula oder Pelvis: Nur Skapula oder Pelvis darf sich bewegen.
b) Für den Rumpf: Es wird mehr Widerstand gegeben – hierdurch werden von Anfang an die Rumpfmuskeln aktiviert (Reinforcement).
c) Funktionelle Aktivitäten: Es wird mehr Widerstand gegeben, wobei in dem Augenblick, in dem ein Overflow sichtbar wird, ein Bewegungskommando folgt.

Die Muster können isotonisch und/oder isometrisch ausgeführt werden.

2.1 Skapulamuster

2.1.1 Anteriore Elevation (Abb. 6)

Ausgangsposition. Der Patient liegt im Seitenlage mit dem Rücken zum Therapeuten am Rand des Behandlungstisches. Der Kopf liegt in Verlängerung des Rumpfs. Der Therapeut steht in der Diagonalen.

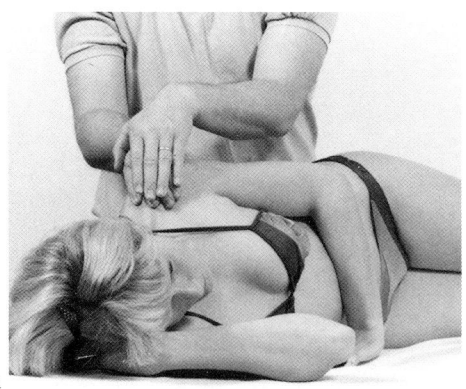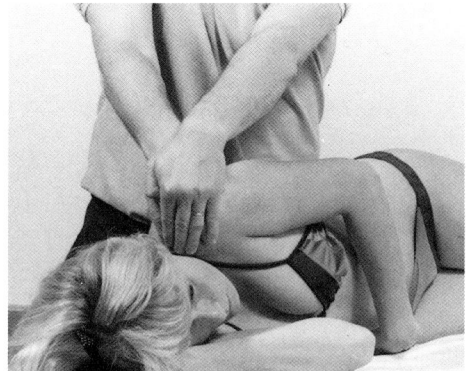

a   b

Abb. 6a, b. Skapula: anteriore Elevation

18

Griffe. Eine Hand auf das Akromion mit gestreckten Fingern, die zweite Hand unterstützt die erste Hand. Flächigen Kontakt mit den Fingern geben, nicht mit dem Handballen.

Körperbewegung. Der Therapeut hält die Arme gestreckt und bewegt hauptsächlich seinem Rumpf. Gewichtsverlagerung auf das vordere Bein.

Elongated state. Die Skapula in posteriore Depressionsrichtung ziehen. Wenn der Kopf des Patienten angehoben wird, stimmt die Richtung. (Bei der Ausführung den Kopf *nicht* hochhebeln.)

Bewegung. Das Schultergelenk bewegt sich in Richtung Nase.

2.1.2 Posteriore Depression (Abb. 7)

Ausgangsposition. Anteriore Elevation.

Griffe. Der Therapeut setzt seine Hände aufeinander zum Lumbrikalgriff, der Handballen liegt auf dem kaudalen Rand der Skapula. Die Finger distal der Spina scapulae auflegen.

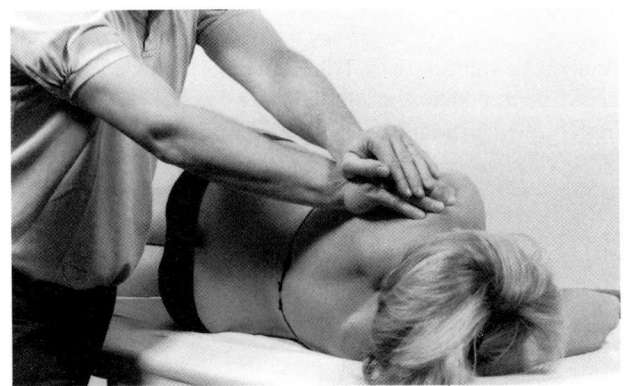

a

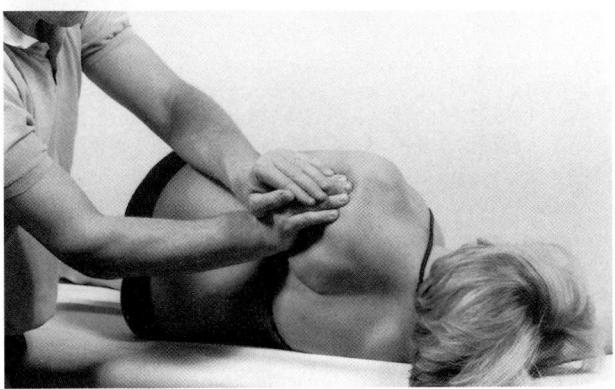

b

Abb. 7 a, b. Skapula: posteriore Depression

19

Körperbewegung. Der Therapeut beugt die Ellbogen während der Bewegung ein wenig an und verlagert sein Gewicht auf das hintere Bein.

Elongated state. Das Schultergelenk in Richtung Nase vordehnen. Wenn der Patient in Richtung Bauchlage rollt, ist die Richtung falsch (nicht steil genug).

Bewegung. Die Skapula bewegt sich in einer Bogenbewegung nach dorsal medial.

Andere Ausführung. Der Therapeut kann auch vor dem Patienten stehen.

2.1.3 Anteriore Depression (Abb. 8)

Ausgangsstellung. Posteriore Elevation.

Griffe. Der Therapeut legt seine Finger flach auf den M. pectoralis in Richtung der Diagonalen auf. Die zweite Hand unterstützt.

Körperbewegung. Der Therapeut hält seine Arme gestreckt und verlagert sein Gewicht auf das vordere Bein.

Endstellung. Das Schultergelenk bewegt sich in Richtung Bauchnabel.

Andere Ausführung. Die Hände werden mit den ulnaren Seiten so angelegt, daß eine Hand ventral der Achselhöhle, die zweite Hand dorsal der Achselhöhle anliegt. Es besteht kein Kontakt mit dem Akromion.

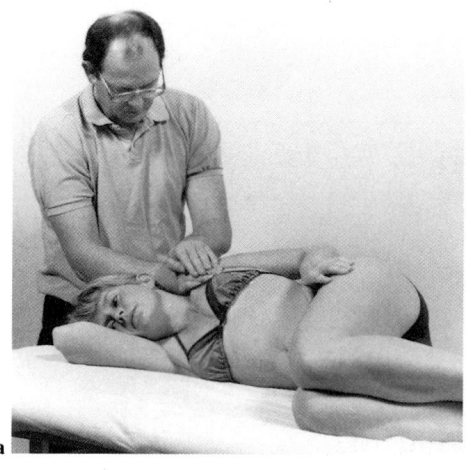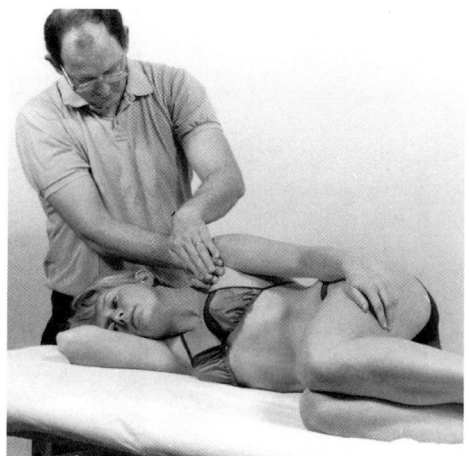

a   b

Abb. 8a, b. Skapula: anteriore Depression

2.1.4 Posteriore Elevation (Abb. 9)

Ausgangsstellung. Anteriore Depression.

Griffe. Der Therapeut legt die Hände lumbrikal auf den Trapeziusrand, so daß die Finger auf der dorsalen Seite des Akromions und die Handwurzel auf dem Trapeziusrand liegen.

Körperbewegung. Der Therapeut hält die Arme gestreckt und verlagert sein Gewicht auf das hintere Bein.

Bewegung. Die Skapula bewegt sich in Richtung Hinterkopf/Ohr. Der Patient verlängert seine Flanke ohne Rumpflordosierung.

Endstellung. Gute Verlängerung der oben liegenden Seite.

Andere Ausführung. Der Therapeut kann auch vor dem Patienten stehen.

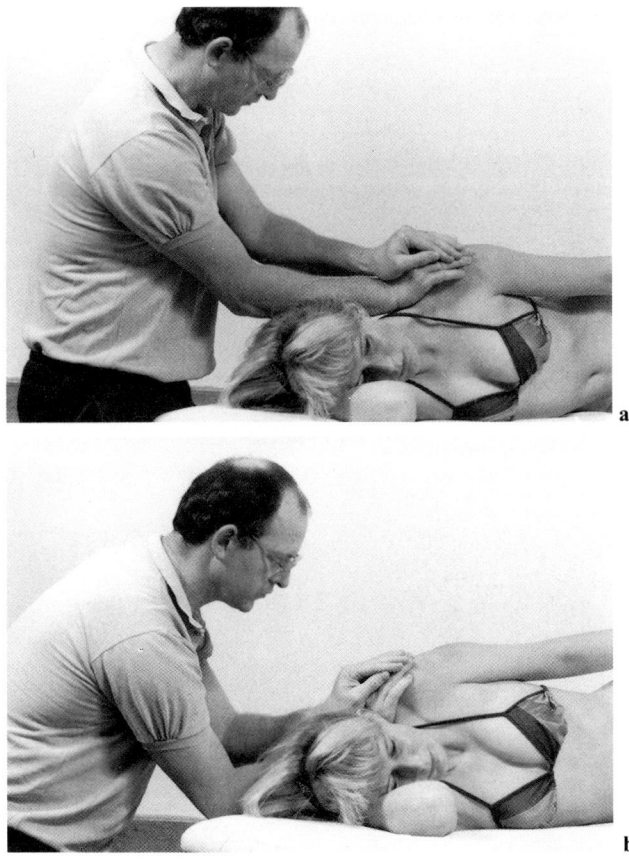

a

Abb. 9 a, b. Skapula: posteriore Elevation

b

2.2 Pelvismuster

2.2.1 Anteriore Elevation (Abb. 10)

Ausgangsstellung. Der Patient liegt in Seitenlage mit dem Rücken zum Therapeuten am Rand des Behandlungstisches. Schulter und Kopf liegen in Verlängerung des Rumpfes. Der Therapeut steht in der Diagonalen, Knie flektiert.

Griffe. Die Hände etwas rund machen und die Spina iliaca anterior superior mit locker gestreckten Fingern umfassen.

Elongated state. Der Therapeut dehnt vor, indem er das Becken in Richtung posteriore Depression bewegt. Der Patient darf nicht nach hinten gerollt werden.

Körperbewegung. Der Therapeut hält während der Bewegung seine Ellenbogen gestreckt und verlagert sein Gewicht auf das vordere Bein.

Endstellung. Die Crista iliaca bewegt sich in anteriore Elevation und verkürzt dadurch den Rumpf, ohne daß eine Lordose entsteht. Eher leichte LWS-Kyphose.

Andere Ausführung. Der Therapeut kann auch vor dem Patienten stehen.

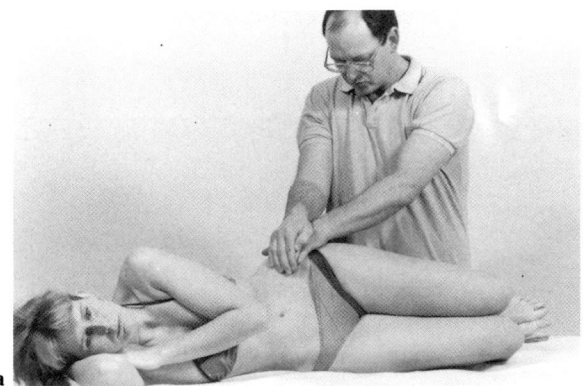

a

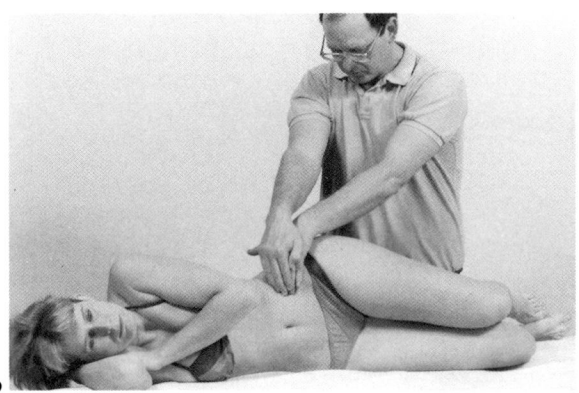

b

Abb. 10 a, b. Pelvis: anteriore Elevation

22

2.2.2 Posteriore Depression (Abb. 11)

Ausgangsstellung. Anteriore Elevation.

Griffe. Der Krankengymnast legt seine Hände mit dem Lumbrikalgriff auf das Tuber ischiadicum. Die Finger liegen darüber, die Handwurzeln darunter.

Elongated state. Der Therapeut rotiert das Becken in Richtung der unten liegenden Schulter, ohne dabei den Patienten nach vorne zu rollen.

Körperbewegung. Der Therapeut beugt während der Bewegung die Ellbogen leicht an und beugt seine Knie.

Endstellung. Der Patient verlängert seinen Rumpf, ohne daß eine Lordose entsteht.

Andere Ausführung. Der Therapeut kann auch vor dem Patienten stehen.

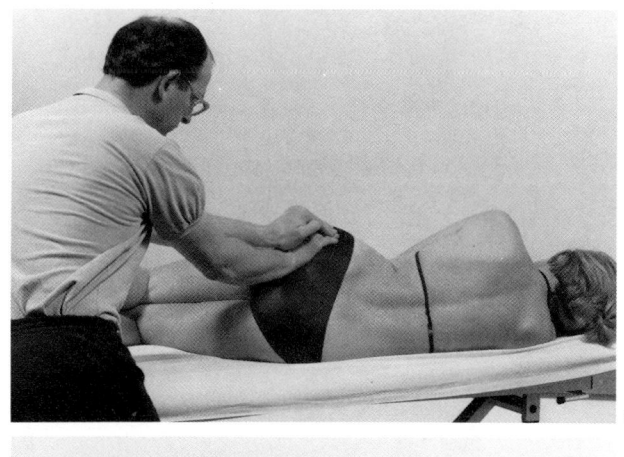

a

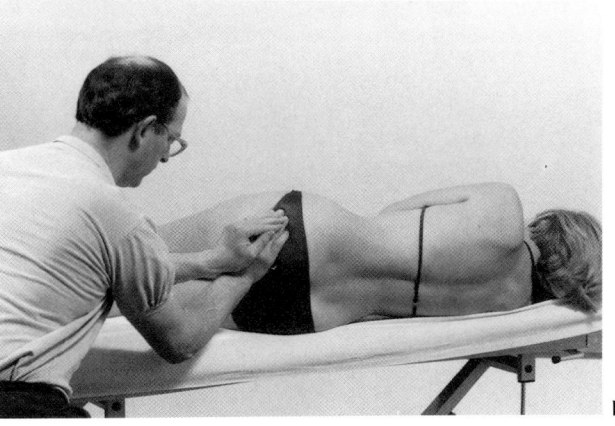

Abb. 11a, b. Pelvis: posteriore Depression

b

23

2.2.3 Anteriore Depression (Abb. 12)

Ausgangsstellung. Posteriore Elevation.

Griffe. Der Therapeut legt seine Finger flächig unterhalb der Spina iliaca anterior superior an (Finger zeigen zur Symphyse) und dehnt in Richtung posteriore Elevation vor, ohne daß der Patient nach hinten rollt (Abb. 12 a, b).

Körperbewegung. Der Therapeut hält seine Arme gestreckt und verlagert sein Gewicht auf das vordere Bein.

Endstellung. Anteriore Depression.

Andere Ausführung. Der Therapeut kann eine Hand wie oben beschrieben auflegen und die andere Hand auf die Vorderseite des Knies (Abb. 12 c, d). Der Oberschenkel wird dann ca. 45° in der Hüfte gebeugt.

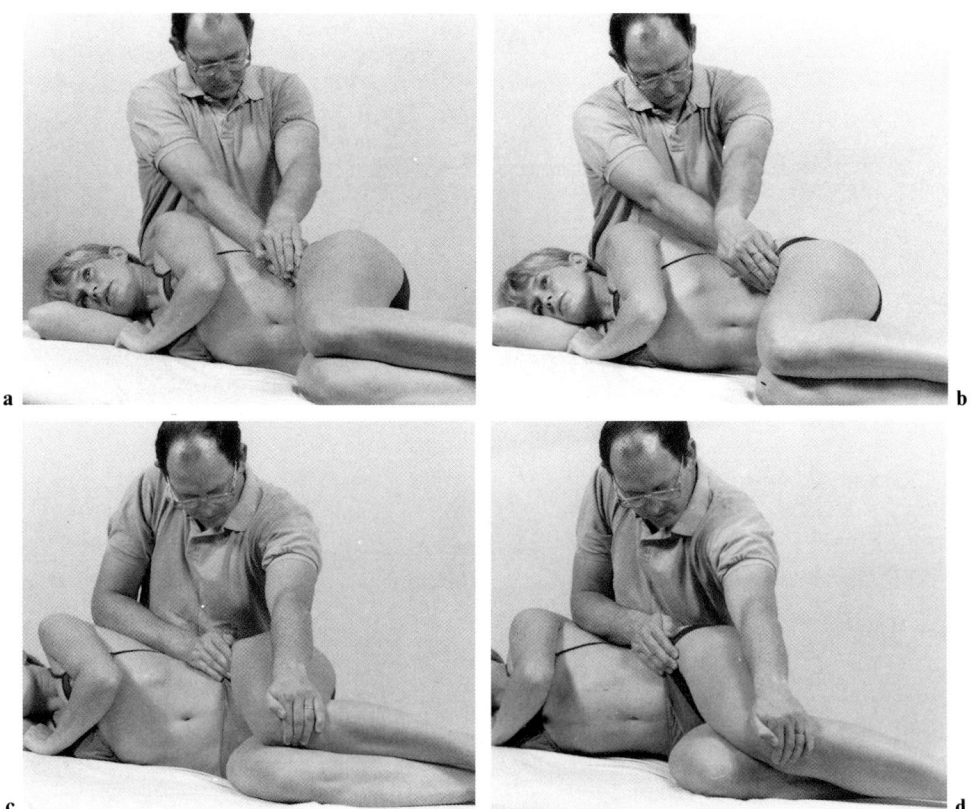

a b

c d

Abb. 12 a–d. Pelvis: anteriore Depression

2.2.4 Posteriore Elevation (Abb. 13)

Ausgangsstellung. Anteriore Depression.

Griffe. Der Therapeut legt seine Hände mit der Handwurzel auf den Beckenkamm, die Finger haben fast keinen Kontakt.

Elongated state. Der Therapeut dehnt in Richtung anteriore Depression, ohne daß dabei eine Lordose entsteht oder der Patient nach vorn rollt.

Körperbewegung. Der Therapeut hält die Arme gestreckt und verlagert sein Gewicht auf das hintere Bein.

Endstellung. Der Patient bewegt das Becken in posteriore Elevation, ohne daß eine lumbale Kyphose entsteht.

Andere Ausführung. Der Therapeut kann auch vor dem Patienten stehen.

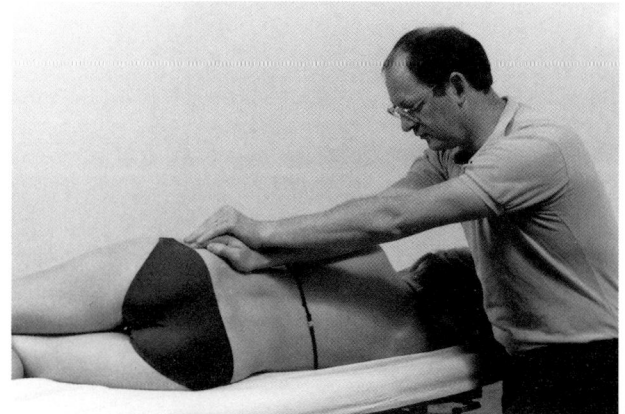

a

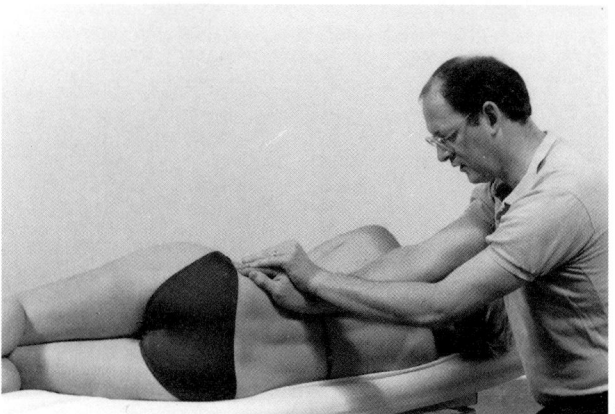

b

Abb. 13a, b. Pelvis: posteriore Elevation

2.3 Symmetrisch-reziproke und asymmetrische Ausführung

Neben die Ausführung in eine Richtung (z. B. die Skapula in anteriore Elevation) und in beide Richtungen (z. B. die Skapula in anteriore Elevation und danach in posteriore Depression) können auch symmetrisch-reziproke und asymmetrische Ausführungen treten.

Symmetrisch-reziprok (Abb. 14–17)

Skapula	*Pelvis*
Posteriore Depression	Anteriore Elevation (Abb. 14)
Anteriore Elevation	Posteriore Depression (Abb. 15)
Anteriore Depression	Posteriore Elevation (Abb. 16)
Posteriore Elevation	Anteriore Depression (Abb. 17)

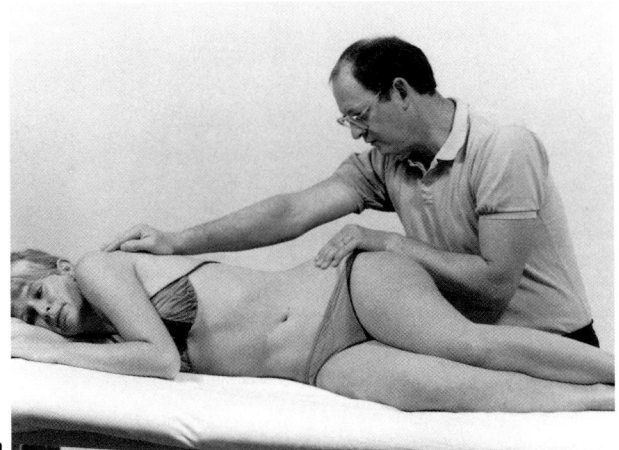

a

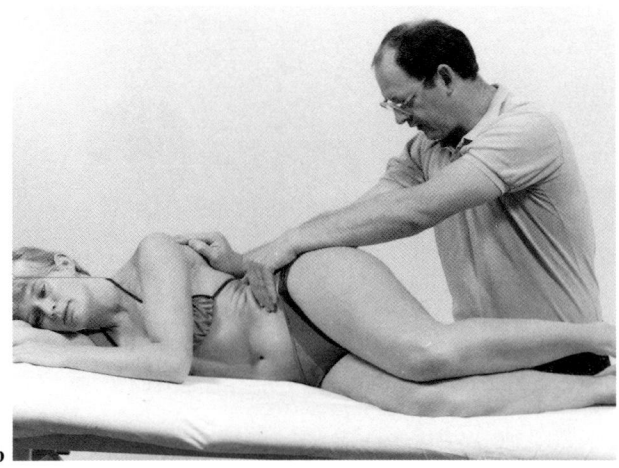

b

Abb. 14a, b. Pelvis: anteriore Elevation; Skapula: posteriore Depression

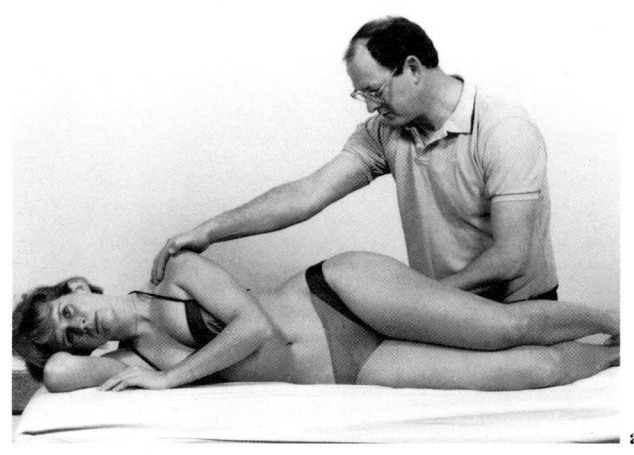

a

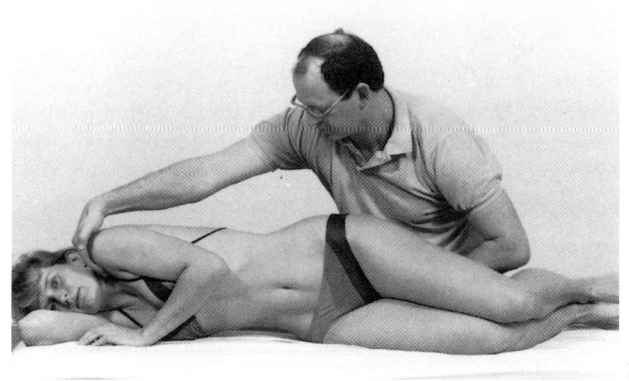

Abb. 15a, b. Pelvis: posteriore Depression; Skapula: anteriore Elevation

b

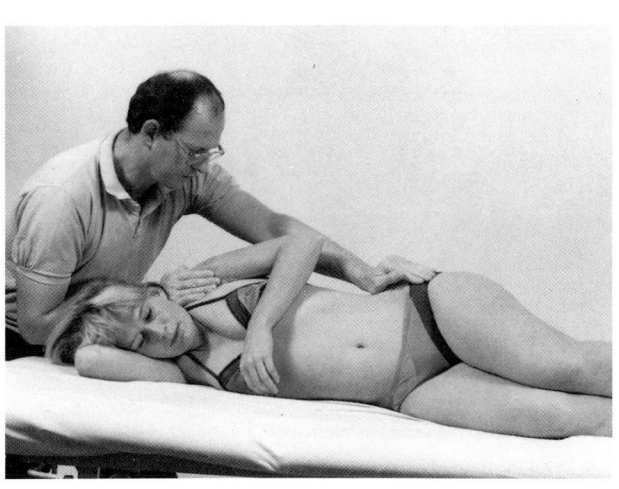

Abb. 16. Pelvis: Posteriore Elevation; Skapula: anteriore Depression

27

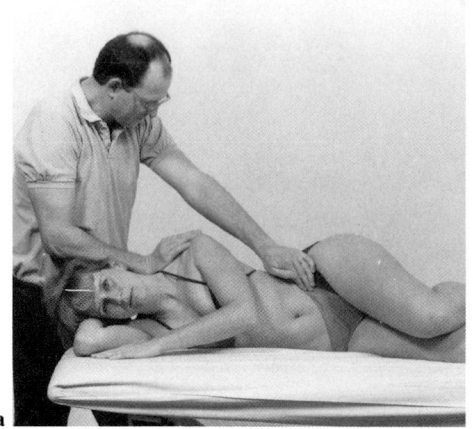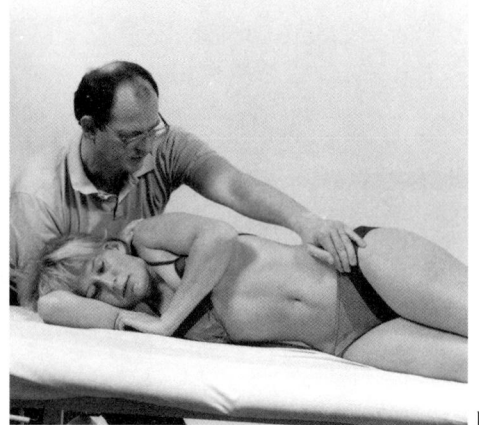

a   b

Abb. 17 a, b. Pelvis: anteriore Depression; Skapula: posteriore Elevation

Asymmetrisch (Abb. 18–21)

Skapula	*Pelvis*
Anteriore Depression	Anteriore Elevation (Abb. 18)
Posteriore Elevation	Posteriore Depression (Abb. 19)
Anteriore Elevation	Anteriore Depression (Abb. 20)
Posteriore Depression	Posteriore Elevation (Abb. 21)

Die Grundprinzipien bleiben bei der Ausführung der symmetrischen und asymmetrischen Muster die gleichen wie bei der Ausführung der Muster in einer Bewegungsrichtung.

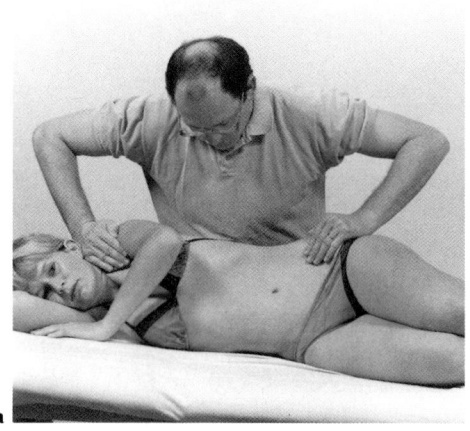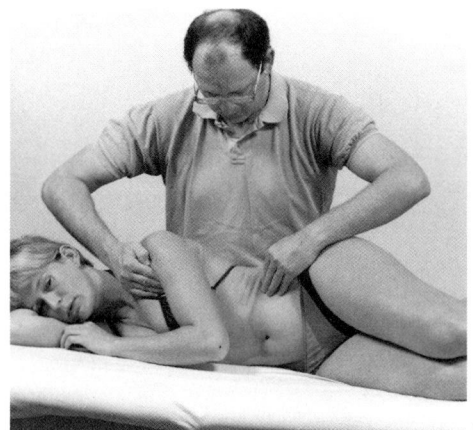

a   b

Abb. 18 a, b. Pelvis: anteriore Elevation; Skapula: anteriore Depression

28

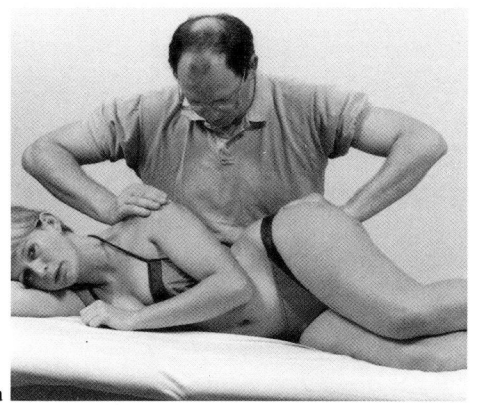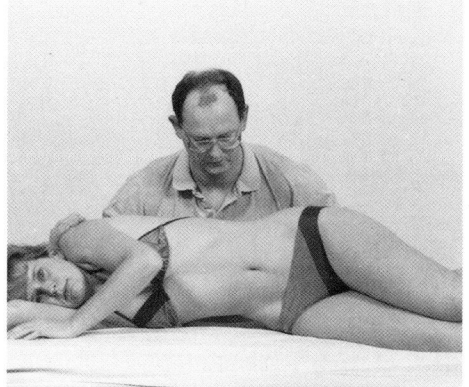

a · b

Abb. 19a, b. Pelvis: posteriore Depression; Skapula: posteriore Elevation

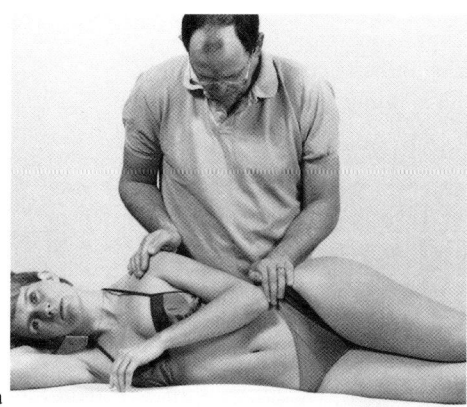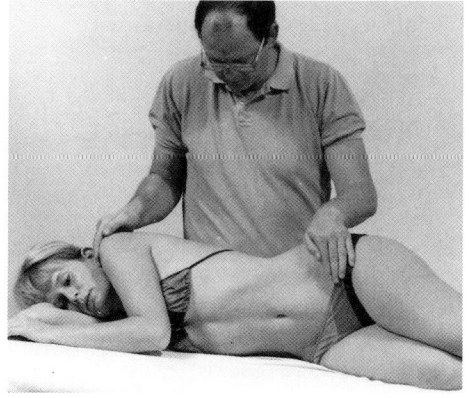

a · b

Abb. 20a, b. Pelvis: anteriore Depression; Skapula: anteriore Elevation

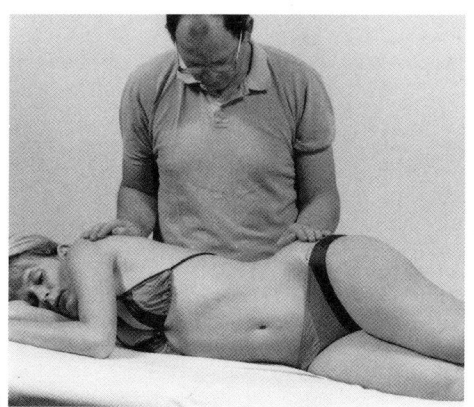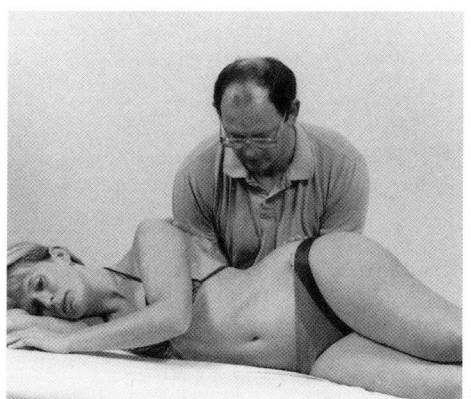

a · b

Abb. 21a, b. Pelvis: posteriore Elevation; Skapula: posteriore Depression

3 Arm

3.1 Armmuster

3.1.1 Flexion – Abduktion – Außenrotation (Abb. 22)

Gelenk	Bewegung	Muskeln
Skapula	Posteriore Elevation	M. trapezius pars descendens M. levator scapulae
Schulter	Flexion, Abduktion, Außenrotation	M. supraspinatus, M. deltoideus pars spinalis, M. teres minor, M. infraspinatus
Ellbogen	Extension, Supination	M. triceps brachii; M. supinator
Hand	Extension; radiale Abduktion, Fingerextension	M. extensor carpi radialis longus et brevis, M. extensor digitorum longus, M. extensor pollicis longus et brevis, M. abductor polli- cis, Mm. interossei dorsales

Ausgangsstellung. Schulter in Extension, Adduktion und nicht zu starker Innenrotation. Hand über der Hüfte, aber nicht in extremer Pronation (Unterarm etwa parallel
zur Frontalebene). Das Handgelenk ist in Palmarflexion und ulnarer Adduktion.

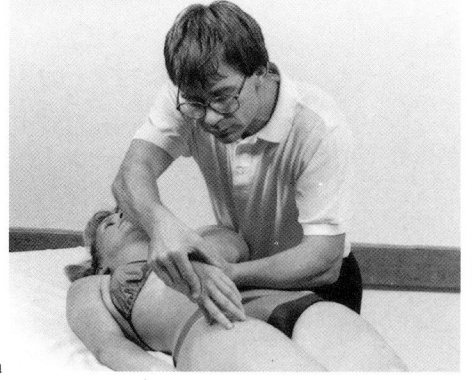 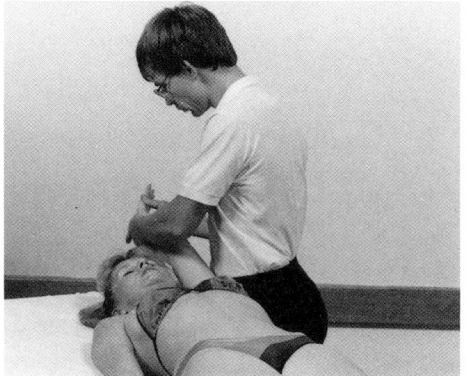

a   b

Abb. 22a, b. Arm: Flexion – Abduktion – Außenrotation

30

Griffe. Beide Hände distal.

Distale Hand: Lumbrikalgriff, 4 Finger auf Metacarpale II und der Daumen auf Metacarpale V.

Proximale Hand: Lumbrikal auf der dorsalen Seite des Unterarms.

Stretch. Gute Verlängerung des ganzen Arms, inklusive anteriore Depression der Skapula. Die proximale Hand dehnt die Schulter- und Ellbogenmuskeln, die distale Hand dehnt in Palmarflexion und ulnare Abduktion. (Bei Quick stretch nicht durch Palmarflexion, sondern durch Zug longitudinal zur Mittelhand!).

Normal timing. Beginn der Bewegung mit Fingerextension, Dorsalextension und radialer Abduktion des Handgelenks. (Das dorsal flektierte Handgelenk ermöglicht dem Therapeuten eine gute Traktion über das gesamte Bewegungsausmaß zu geben.) Dann erst erfolgt die Schulterbewegung.

Kommando. „Und ... streck" oder „und ... Hand hoch".

Körperbewegung. Der Therapeut verlagert sein Körpergewicht vom vorderen auf das hintere Bein und dreht sich auf dem Fußballen mit.

Endstellung. Adäquates Bewegungsausmaß in allen Gelenken, hauptsächlich in Dorsalextension und Außenrotation, der Daumen soll in Endstellung zum Boden zeigen. Der Oberarm ist etwa faustbreit neben dem Ohr.

Beachte! Wichtig ist eine gute Ausgangsstellung mit genügend Adduktion in der Schulter. Nicht zuviel Innenrotation! In der Endstellung gute Adduktion der Skapula an die Wirbelsäule!

Andere Ausführung. Timing for emphasis: Um die Schulter- oder Skapulabewegung zu fazilitieren, kann die proximale Hand auch am Oberarm oder auf der Skapula liegen bzw. im Verlauf der Bewegung von distal dorthin wechseln.

3.1.2 Flexion – Abduktion – Außenrotation mit Ellbogenflexion (Abb. 23)

Gelenk	*Bewegung*	*Muskeln*
Skapula	Posteriore Elevation	M. trapezius pars descendens, M. levator scapulae
Schulter	Flexion, Abduktion, Außenrotation	M. supraspinatus, M. deltoideus M. teres minor, M. infraspinatus
Ellbogen	Flexion, Supination	M. biceps brachii, M. supinator
Hand	Extension; Fingerextension und radiale Abduktion	M. extensor carpi radialis longus et brevis, M. extensor digitorum, M. extensor pollicis, M. abductor pollicis, Mm. interossei dorsales

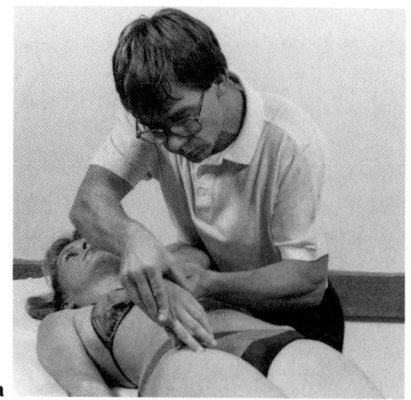
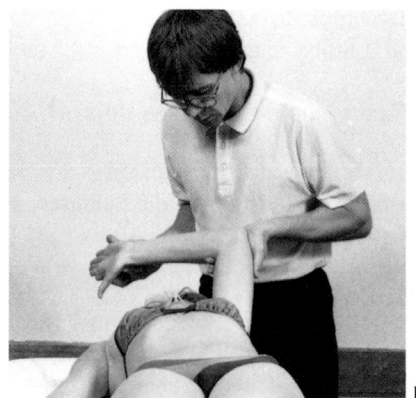
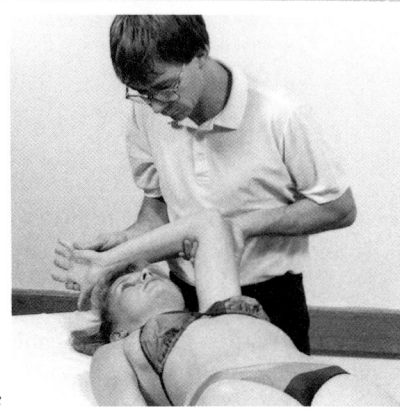

a

b

c

Abb. 23 a–c. Arm: Flexion – Abduktion – Außenrotation mit Ellbogenflexion

Ausgangsstellung. Die Schulter in Extension, Adduktion und nicht zuviel Innenrotation. Die Hand über der Hüfte. Handgelenk in Palmarflexion und ulnarer Abduktion (s. 3.1.1).

Griffe. Beide Hände distal wie beim gestreckten Pattern.
Distale Hand: Lumbrikal, 4 Finger auf Metacarpale II und der Daumen auf Metacarpale V.
Proximale Hand: Im lumbrikalen Griff auf der dorsalen Seite des Unterarms.

Stretch. Gute Verlängerung des Arms. Die proximale Hand dehnt Schultermuskeln und Bizeps, die distale Hand die Handextensoren.

Normal timing. Distal beginnende Muskelaktionsfolge. Zuerst Finger- und Handgelenkextension und radiale Abduktion. Nur so kann die distale Hand genügend Traktion und Widerstand geben, um der proximalen Hand ein Umgreifen ohne Spannungsverlust zu ermöglichen.

Kommando. „Hand hoch und beugen".

Körperbewegung. Sobald die distale Hand genügend Widerstand geben kann, wechselt der Therapeut mit der proximalen Hand zum Oberarm, um Widerstand gegen die Flexion und Abduktion der Schulter geben zu können.

Endstellung. Die Hand endet über dem Hinterkopf des Patienten, der Daumen zeigt nach unten. Die Schulter ist in guter Flexion.

Beachte! Die Ellbogenbeugung erfolgt in den ersten beiden Dritteln des Bewegungsausmaßes (der gebeugte Unterarm zieht dicht über das Gesicht des Patienten). Widerstand gegen die Ellenbogenflexion erfolgt durch Zurückdrücken des Arms in die Ausgangsstellung.

Andere Ausführung. Die proximale Hand kann auch zur Verdeutlichung sofort auf den Bizeps greifen.

3.1.3 Flexion – Abduktion – Außenrotation mit Ellbogenextension (Abb. 24)

Gelenk	Bewegung	Muskeln
Skapula	Posteriore Elevation	M. trapezius pars descendens, M. levator scapulae
Schulter	Flexion, Abduktion, Außenrotation	M. supraspinatus; M. deltoideus pars spinalis, M. teres minor, M. infraspinatus
Ellbogen	Extension, Supination	M. triceps brachii, M. supinator
Hand	Extension, Fingerextension und radiale Abduktion	M. extensor carpi radialis, M. extensor digitorum, M. extensor pollicis, M. abductor pollicis, Mm. interossei dorsales

Ausgangsstellung. Die Schulter in Extension, Adduktion, Innenrotation. Die Hand des Patienten ist in Flexion und ulnarer Abduktion über dem Brustbein. Der Ellbogen zeigt zur kontralateralen Hüfte und ist in maximaler Beugung und Pronation.

Griffe. *Distale Hand:* Im Lubrikalgriff, 4 Finger auf dem Metacarpale II und der Daumen auf dem Metacarpale V dorsal.
Proximale Hand: In Supination in der Ellbeuge des Patienten (Abb. 24 a).

Stretch. Die proximale Hand gibt guten Zug auf Skapula- und Schultermuskeln. Die distale Hand dehnt die Handgelenkmuskeln und Trizeps.

Normal timing. Beginn mit Dorsalflexion und radialer Abduktion der Hand. Der Ellbogen streckt sich unter Supination gleichmäßig bis in die Endstellung. Der Unterarm des Patienten geht ganz flach über dessen Gesicht.

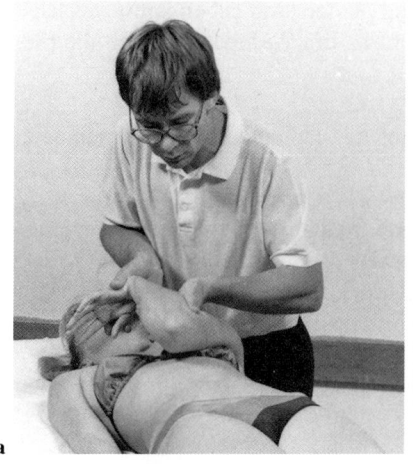
a

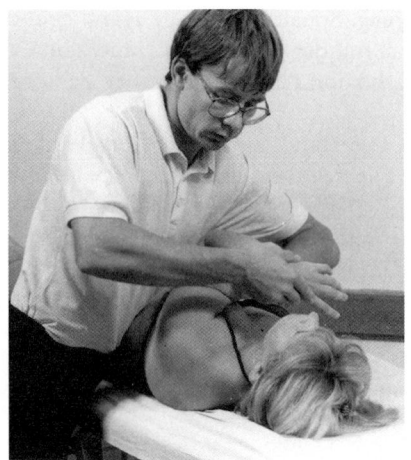
b

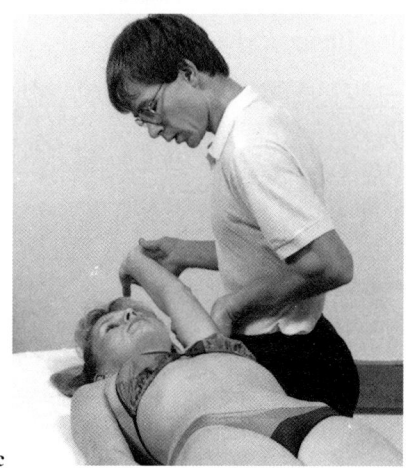
c

Abb. 24a-c. Arm: Flexion - Abduktion - Außenrotation mit Ellbogenextension

Kommando. „Und ... ausstrecken".

Körperbewegung. Der Therapeut steht am Kopfende des Patienten in der Diagonalen und verlagert sein Gewicht vom vorderen auf das hintere Bein.

Endstellung. In völliger Ellbogenstreckung. Der Daumen zeigt zum Boden. Der Oberarm ist ungefähr faustbreit neben dem Ohr, dabei gute Skapulaadduktion.

Beachte! Sorge für einen guten Trizepswiderstand, damit die Streckbewegung über das ganze Muster verteilt wird (Druck zurück in die Ausgangsstellung).

Andere Ausführung. Der Therapeut steht am ipsilateralen Hüftgelenk des Patienten; die proximale Hand greift von medial unter dem Ellbogen durch auf den Oberarm. Diese proximale Hand gibt Widerstand gegen Skapula- und Schulterkomponente (Abb. 24b).

34

3.1.4 Extension – Adduktion – Innenrotation (Abb. 25)

Gelenk	Bewegung	Muskeln
Skapula	Anteriore Depression	M. pectoralis major und minor
Schulter	Extension, Adduktion, Innenrotation	M. deltoideus pars clavicularis, M. subclavius, M. teres major, M. subscapularis
Ellbogen	Extension, Pronation	M. triceps brachii, Mm. pronatores teres und quadratus
Hand	Handgelenk- und Finger-flexion und ulnare Abduktion, Daumenflexion und -adduktion	M. flexor carpi ulnaris, M. flexor pollicis, M. adductor pollicis, Mm. interossei palmares, Mm. lumbricales

Ausgangsstellung. Den Arm gut in die Flexion, Abduktion, Außenrotation vordehnen. Die Scapula in posteriore Elevation. Der Daumen zeigt zum Boden.

Griffe. *Distale Hand:* Im Lumbrikalgriff, 4 Finger auf Metacarpale II an der palmaren Seite. Den Daumen auf Metacarpale V.
Proximale Hand: Im Lumbrikalgriff auf die palmare Seite des Unterarms in Höhe des Handgelenks.

Stretch. Die proximale Hand dehnt die Skapula- und Schultermuskeln. Die distale Hand dehnt die Handgelenk- und Fingerbeuger.

Normal timing. Der Patient schließt die Hand in ulnarer Abduktion und extendiert und adduziert die Schulter unter Innenrotation.

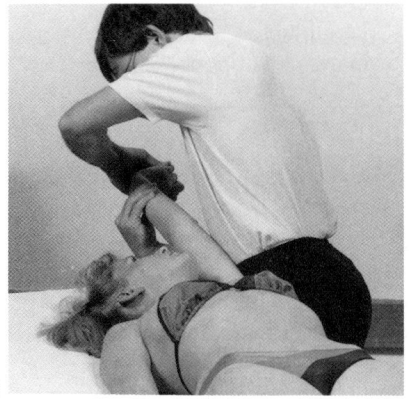 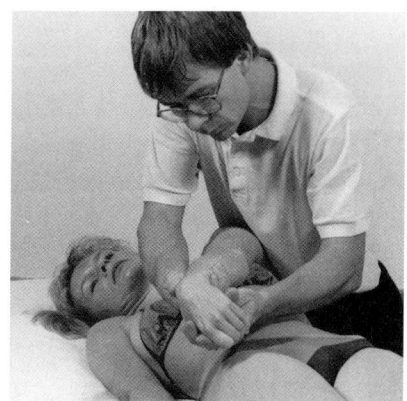

a   b

Abb. 25 a, b. Arm: Extension – Adduktion – Innenrotation

Kommando. „Und . . . zugreifen".

Körperbewegung. Der Therapeut gibt Zug und dreht sich auf den Fußballen, ohne die Diagonale zu verlassen. Im letzten Drittel der Bewegung kann die Schulterkomponente durch Restretch betont werden.

Endstellung. Maximales Bewegungsausmaß hauptsächlich in die Adduktion und Palmarflexion des Handgelenks. Keine maximale Innenrotation, Pronation und ulnare Abduktion. Die Ulna-Radius-Linie liegt in der Frontalebene.

Beachte! Beim Stretch arbeiten beide Hände in entgegengesetzter Richtung; die proximale Hand gibt Zug auf den Arm, die distale dehnt die Hand- und Fingerbeuger.

Andere Ausführung. Timing for emphasis für den Oberarm oder die Skapula. Hierfür gibt die proximale Hand Widerstand am Oberarm oder auf dem oberen Teil des Pectoralis. Restretch wirkt sich gut auf Skapulakomponente und Schulteradduktion aus.

3.1.5 Extension – Adduktion – Innenrotation mit Ellbogenflexion (Abb. 26)

Gelenk	Bewegung	Muskeln
Skapula	Anteriore Depression	M. pectoralis major et minor, M. serratus anterior
Schulter	Extension, Adduktion, Innenrotation	M. subclavius; M. deltoideus pars clavicularis; M. teres major, M. subscapularis
Ellbogen	Flexion, Pronation	M. biceps brachii; M. pronator teres et quadratus
Hand	Finger- und Handgelenkflexion, ulnare Abduktion, Daumenflexion und -adduktion	M. flexor carpi ulnaris; M. flexor digitorum superficialis et profundus, M. flexor pollicis, M. adductor pollicis; Mm. interossei palmares, M. opponens pollicis

Ausgangsstellung. Die gleiche Position wie beim gestreckten Muster. Flexion, Abduktion, Außenrotation der Schulter, die Skapula in posteriore Elevation. Der Daumen zeigt zum Boden.

Griffe. Beide Hände distal, wie beim gestreckten Muster.
Distale Hand: 4 Finger auf die palmare Seite des Metacarpale II. Der Daumen auf Metacarpale V.
Proximale Hand: Im Lumbrikalgriff auf die palmare Seite des Unterarms proximal des Handgelenks.

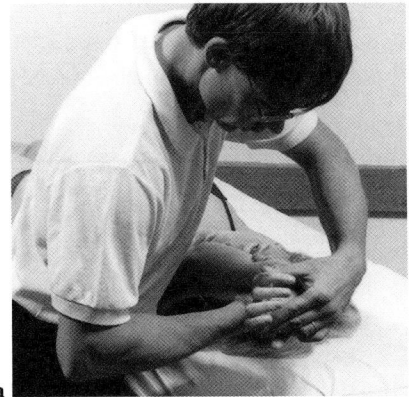
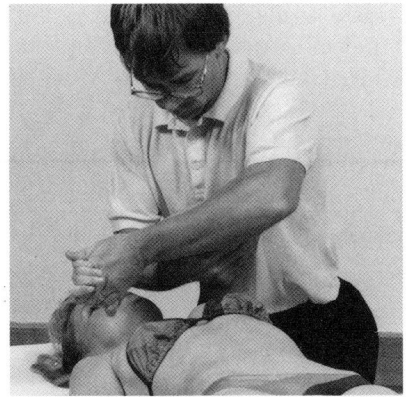
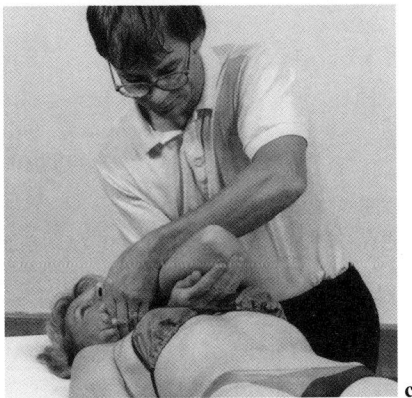

Abb. 26a–c. Arm: Extension – Adduktion –
Innenrotation mit Ellbogenflexion

Stretch. Die proximale Hand dehnt Schulter- und Ellbogenmuskeln, die distale Hand
die Handgelenk- und Fingerflexoren.

Normal timing. Der Patient schließt die Hand, so daß die distale Hand des Therapeuten guten Zug geben kann.

Kommando. „Zugreifen und beugen".

Körperbewegung. Der Therapeut dreht sich auf den Fußballen. Sobald die distale Hand
genügend Widerstand gibt, wechselt die proximale Hand zur medialen Seite des Ober-
arms (Abb. 26b), um guten Adduktions- und Extensionswiderstand geben zu können.

Endstellung. Die Skapula ist in anteriorer Depression, und der Ellbogen zeigt zum kontralateralen Hüftgelenk. Die Schulter ist in Adduktion, der Ellbogen in völliger Flexion
und Pronation.

Beachte! Achte auf guten Bizepswiderstand und gute Adduktion der Schulter. Beim
Umgreifen der proximalen Hand darf die Spannung nicht verloren gehen. Der Unterarm zieht dicht über das Gesicht des Patienten.

37

Andere Ausführung. Die proximale Hand kann von Anfang an auf den Bizeps greifen. Mit dem Unterarm der distalen Hand kann der Therapeut am Unterarm des Patienten Widerstand geben (Abb. 26 b), um eine gute Schulteradduktion zu erreichen.

3.1.6 Extension – Adduktion – Innenrotation mit Ellbogenextension (Abb. 27)

Gelenk	*Bewegung*	*Muskeln*
Skapula	Anteriore Depression	M. pectoralis major et minor
Schulter	Extension, Adduktion, Innenrotation	M. deltoideus pars clavicularis, M. subclavius, M. teres major, M. subscapularis
Ellbogen	Extension, Pronation	M. triceps brachii, M. pronator teres et quadratus
Hand	Finger- unhd Handgelenk-flexion und ulnare Abduktion, Daumenadduktion	Mm. flexores pollicis, M. adductor pollicis, Mm. interossei palmaris, Mm. lumbricales

Ausgangsstellung. Skapula und Schulter wie beim gestreckten Muster. Der Ellbogen ist jetzt ca. 90° gebeugt, so daß sich die Hand des Patienten gerade oberhalb des Hinterkopfs befindet. Der Daumen zeigt zum Boden.

Griffe. *Distale Hand:* 4 Finger auf Metacarpale II an der palmaren Seite. Der Daumen auf Metacarpale V.
Proximale Hand: Gibt Widerstand am Oberarm.

Stretch. Die proximale Hand gibt Zug auf Skapula- und Schultermuskeln. Die distale Hand dehnt Trizeps und Handbeuger, indem sie die Hand des Patienten in Richtung des Kopfes drückt.

Normal timing. Die Hand schließt zuerst. Der Triceps streckt den Ellbogen, nachdem die Schulter in genügend Innenrotation und Extension gekommen ist.

Kommando. „Zufassen und strecken".

Körperbewegung. Der Therapeut steht in der Diagonalen am Kopfende des Patienten und beugt sich über den Arm, um genügend Widerstand geben zu können. Der distale Widerstand ist immer zum Kopf des Patienten gerichtet.

Endstellung. Ist gleich der des gestreckten Musters. Der Ellbogen ist völlig gestreckt und die Schulter so weit in Adduktion, daß die Hand gerade oberhalb der gegenüberliegenden Hüfte ist.

Beachte! Der Daumen der distalen Hand des Therapeuten soll gegen den Trizeps Widerstand geben. Laß erst Ellbogenstreckung zu, wenn die Hand des Patienten über dessen Nase ist.

38

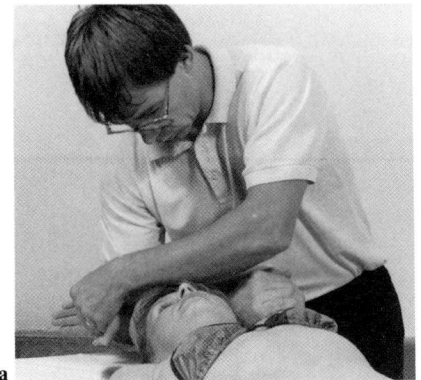
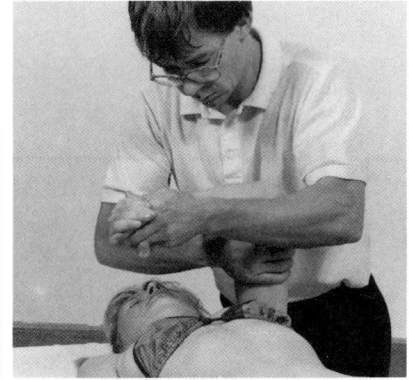

a

b

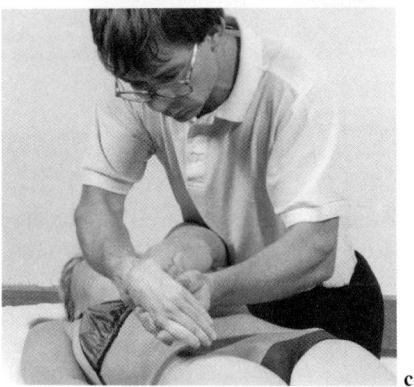

Abb. 27 a–c. Arm: Extension – Adduktion –
Innenrotation mit Ellbogenextension

c

Andere Ausführung. Der Therapeut legt Unterarm auf Unterarm (Abb. 27 b) und gibt so
während des ersten Teils der Bewegung besonderen Widerstand.

3.1.7 Flexion – Adduktion – Außenrotation (Abb. 28)

Gelenk	Bewegung	Muskeln
Skapula	Anteriore Depression	M. trapezius pars descendens, M. levator scapulae, M. serratus anterior, M. pectoralis minor
Schulter	Flexion, Adduktion, Außenrotation	M. deltoideus pars clavicularis, M. supraspinatus
Ellbogen	Extension, Supination	M. triceps brachii, M. supinator
Hand	Finger- und Handgelenk-flexion und radiale Abduktion, Daumenflexion und -adduktion	M. flexor carpi radialis, M. palmaris longus; M. flexor digitorum produndus et superficialis, M. flexor pollicis longus et brevis, M. adductor pollicis, M. opponens pollicis, Mm. interossei palmares

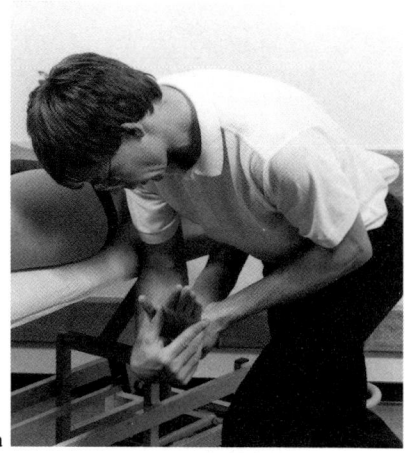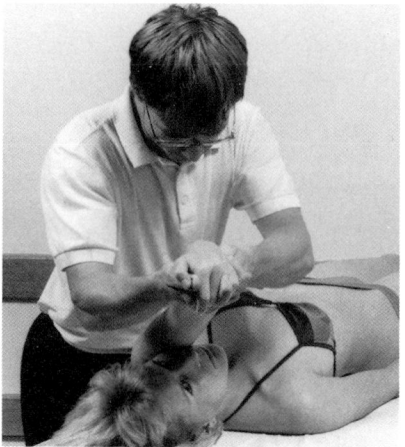

Abb. 28a, b. Arm: Flexion – Adduktion – Außenrotation

Ausgangsstellung. Hand in Dorsalextension und ulnarer Abduktion. Die Schulter in Extension, so daß der Unterarm des Patienten dorsal von dessen Hüfte ist, aber nicht so weit, daß die Skapula nach anterior gehebelt wird (andere Diagonale!).

Griffe. Beide Hände distal.
Distale Hand: Sorgt durch den Lumbrikalgriff für die Dorsalextension im Handgelenk. Die Finger des Therapeuten liegen palmar.
Proximale Hand: Lumbrikal auf der palmaren Seite des Unterarms.

Stretch. Die Hände des Therapeuten machen eine gegenläufige Rotationsbewegung. Die distale Hand dehnt Finger und Handgelenkflexoren in ulnare Richtung. Die proximale Hand dehnt in Pronation und gibt Zug.

Normal timing. Die Hand greift zu, dann folgen Supination und Schulterbewegung.

Kommando. „Und . . . zufassen".

Körperbewegung. Der Therapeut dreht sich auf den Fußballen unmittelbar nach Einsetzen der Bewegung und bleibt so immer hinter, im letzten Drittel über dem Arm des Patienten. Nur durch diese schnelle Drehung ist exakter diagonaler Widerstand möglich.

Endstellung. Der Arm des Patienten zeigt etwa über dessen Nase. Hand in radialer Abduktion.

Beachte! Die schnelle Drehung nach dem Einsetzen der Bewegung und eine genügende Adduktion. Gib während der Bewegung viel Zug (sonst Gefahr der Ellbogenbeugung). Wichtig: Skapulakomponente.

Andere Ausführung. Timing for emphasis für die Schulter oder die anteriore Elevation der Skapula. Dabei liegt die proximale Hand des Therapeuten von Anfang an auf Oberarm bzw. Schulter (auf dem M.deltoideus), oder sie wechselt aus dem distalen Griff um.

3.1.8 Flexion – Adduktion – Außenrotation mit Ellbogenflexion (Abb. 29)

Gelenk	Bewegung	Muskeln
Skapula	Anteriore Elevation	M.trapezius pars descendens, M.levator scapulae, M.serratus anterior, M.pectoralis minor
Schulter	Flexion, Adduktion, Außenrotation	M.supraspinatus, Rotatorenmanschette, M.deltoideus pars clavicularis
Ellbogen	Flexion, Supination	M.biceps brachii, M.supinator
Hand	Finger- und Handgelenkflexion und radiale Abduktion, Daumenflexion und -adduktion	M.flexor carpi radialis, M.palmaris longus; M.flexor digitorum superficialis et profundus, Mm.flexores pollicis, M.adductor pollicis, M.opponens pollicis, Mm.interossei palmares

Ausgangsstellung. Die Hand in Dorsalextension. Retroversion der Schulter etwas unter dem Trochanter, aber nicht so weit, daß die Skapula in anteriore Richtung kommt.

Griffe. *Distale Hand:* Sorgt für die Dorsalextension und ulnare Abduktion im Handgelenk durch den Lumbrikalgriff auf Metacarpale II und V.
Proximale Hand: Auf der palmaren Seite des Unterarms.

Stretch. Die Hände des Therapeuten machen eine entgegengesetzte Rotationsbewegung. Die proximale Hand dehnt die Finger- und Handgelenkflexoren.

Normal timing. Die Hand greift zu, dann erfolgen Supination und Außenrotation. Die Ellbogenflexion erfolgt gleichmäßig während des ganzen Musters.

Kommando. „Zufassen und Arm beugen".

Körperbewegung. Der Therapeut dreht sich nach Einsetzen der Bewegung, und die proximale Hand wechselt im ersten Drittel des Patterns zum Oberarm auf den Bizeps.

Endstellung. Die Hand des Therapeuten ist gerade oberhalb des Ohrs des Patienten. Der Ellbogen ist mehr als 90° gebeugt, die Schulter ist gut adduziert und flektiert.

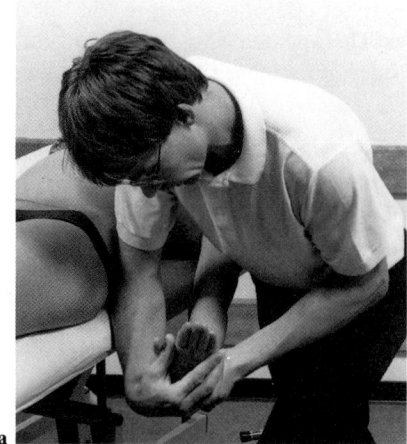
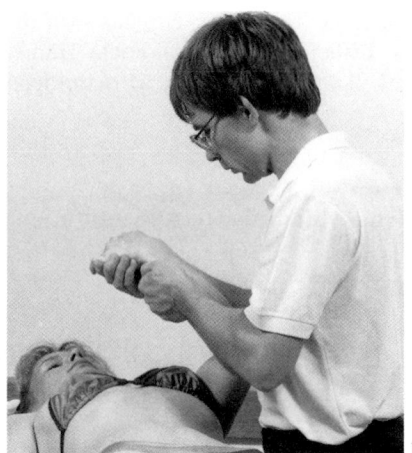
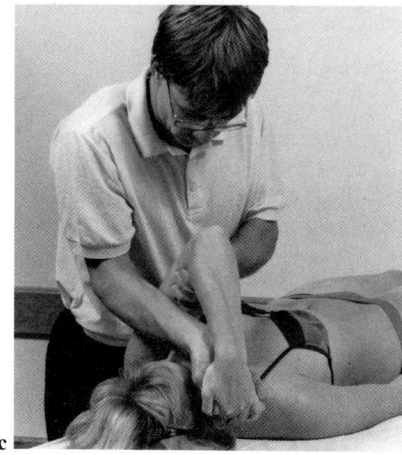

Abb. 29a–c. Arm: Flexion – Adduktion –
Außenrotation mit Ellbogenflexion

Beachte! Schnelle Drehung nach dem Einsetzen der Bewegung. Durch guten Zug mit
der proximalen und Widerstand gegen den Bizeps mit der distalen Hand wird die Ell-
bogen- und Schulterflexion gleichmäßig fazilitiert. Der Therapeut bleibt immer hinter
dem Arm des Patienten.

Andere Ausführung. Zur Betonung kann die proximale Hand schon in der Ausgangsstellung auf dem Bizeps liegen (proximaler Griff).

3.1.9 Flexion – Adduktion – Außenrotation mit Ellbogenextension (Abb. 30)

Gelenk	Bewegung	Muskeln
Skapula	Anteriore Elevation	M. trapezius pars descendens, M. levator scapulae, M. serratus anterior, M. pectoralis minor
Schulter	Flexion, Adduktion, Außenrotation	M. supraspinatus, Rotatorenmanschette, M. deltoideus pars clavicularis
Ellbogen	Extension, Supination	M. triceps brachii, M. supinator
Hand	Finger- und Handgelenk-flexion und radiale Abduktion, Daumenadduktion	M. flexor carpi radialis, M. palmaris longus; Mm. flexores digitorum, Mm. flexores pollicis, M. adductor pollicis, M. opponens, Mm. interossei palmares

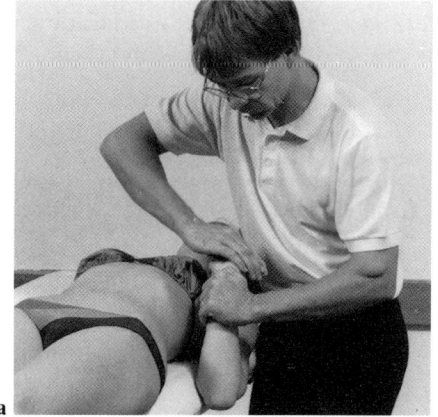

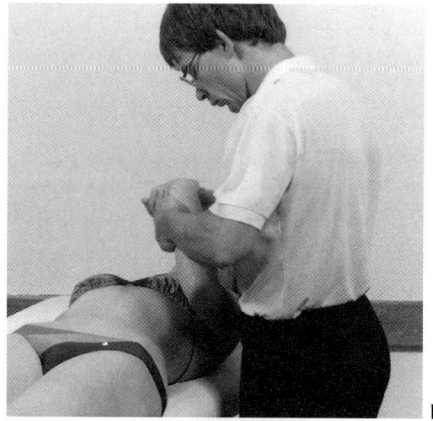

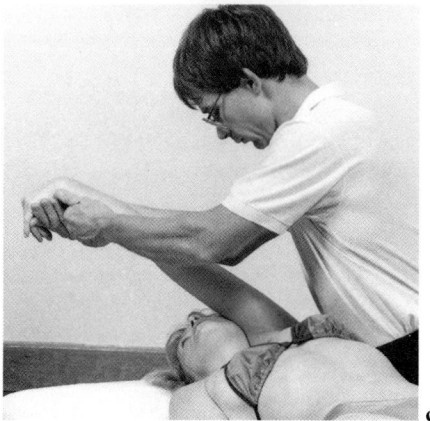

Abb. 30 a–c. Arm: Flexion – Adduktion – Außenrotation mit Ellbogenextension

43

Ausgangsstellung. Die Handinnenfläche ist nach oben gerichtet. Der Unterarm ist proniert, der Ellbogen maximal flektiert. Der Therapeut steht neben dem Patienten.

Griffe. *Distale Hand:* Im Lumbrikalgriff auf der palmaren Seite von Metacarpale II und V. Sie dehnt die Hand des Patienten in Dorsalextension und den Ellbogen in Flexion und Supination.
Proximale Hand: Lumbrikal am Unterarm, oberhalb des Handgelenks. Sie drückt die Schulter in posteriore Depression und den Ellbogen in Flexion. Nicht die Skapula nach anterior hebeln!

Stretch. Beide Hände geben einen kurzen Stretch. Die proximale Hand drückt den Unterarm nach kaudal und dorsal, so daß die Schulter gedehnt wird. Die distale Hand dehnt in Pronation und Dorsalextension.

Normal timing. Die Hand schließt sich unter Supination. Die Ellbogenextension erfolgt gleichmäßig während des ganzen Musters.

Kommando. „Zufassen und strecken".

Körperbewegung. Sobald die Bewegung distal einsetzt, dreht sich der Therapeut auf den Vorfüßen und beugt sich über den Patienten. Durch Gewichtsverlagerung auf das vordere Bein kann er guten Widerstand gegen die Ellbogenextension geben.

Endstellung. Wie beim gestreckten Muster.

Beachte! Guten Widerstand gegen den Trizeps durch Zug zurück in die Ausgangsstellung. Der Therapeut beugt sich über den Arm, damit der Patient nicht senkrecht nach oben stößt.

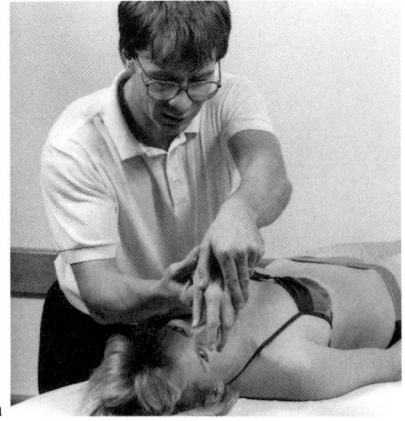 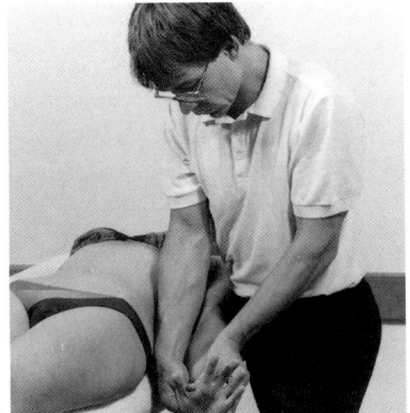

a   b

Abb. 31a, b. Arm: Extension – Abduktion – Innenrotation (s. Text S. 45/46)

Andere Ausführung. Der Therapeut kann auch am Kopfende des Patienten stehen. Die proximale Hand greift in Supination in die Ellbeuge. Die Ausführung ist besonders geeignet, um das erste Drittel des Musters zu trainieren.

3.1.10 Extension – Abduktion – Innenrotation (Abb. 31)

Gelenk	Bewegung	Muskeln
Skapula	Posteriore Depression	M. trapezius pars ascendens, M. latissimus dorsi, Mm. rhomboidei, M. serratus anterior
Schulter	Extension, Abduktion, Innenrotation	M. deltoideus pars spinalis, M. latissimus dorsi, M. teres major
Ellbogen	Extension, Pronation	M. triceps brachii; M. pronator quadratus et teres
Hand	Handgelenkextension und ulnare Abduktion, Fingerextension und Daumenabduktion	M. extensor carpi ulnaris, M. extensor digitorum, Mm. interossei dorsales, Mm. extensores pollicis, M. abductor pollicis

Ausgangsstellung. In Flexion/Adduktion/Außenrotation über dem Kopf. Wichtig ist eine gute Dehnung der Skapulaadduktoren.

Griffe. Beide Hände distal.
Distale Hand: Im Lumbrikalgriff, 4 Finger auf Metacarpale V, der Daumen dorsal auf Metacarpale II.
Proximale Hand: Lumbrikal auf der Palmarseite des Unterarms.

Stretch. Zug in Längsrichtung des Arms durch die proximale Hand. Die distale Hand dehnt die Handgelenk- und Fingerextensoren.

Normal timing. Finger- und Handgelenkextension. Eine zu schnelle Pronation und Innenrotation nicht zulassen! Von Anfang an gute posteriore Depression der Skapula!

Kommando. „Hand hoch" und „wegdrücken".

Körperbewegung. Durch korrekten Griff mit der distalen Hand und vor allem durch schnelles Drehen des Therapeuten muß ein „Herausdrehen" des Patienten aus dem Griff verhindert werden.

Endstellung. Gute Extension der distalen Komponenten, die Handfläche zeigt nach kaudal. Nicht zuviel Extension und Abduktion der Schulter.

Beachte! Der distale Daumen des Therapeuten soll guten Halt bieten. Zu starke Rotation zu Beginn des Patterns nicht zulassen!

Andere Ausführung. Betonung der Schulter durch Umgreifen der proximalen Hand auf den Trizeps oder die Skapula durch Stretch nach kranial-medial. Dabei greifen die Finger der proximalen Hand die Spina scapulae und werden so der wichtigen *Skapulaaduktion* besonders gerecht.

3.1.11 Extension – Abduktion – Innenrotation mit Ellbogenflexion (Abb. 32)

Gelenk	Bewegung	Muskeln
Skapula	Posteriore Depression	M. trapezius pars ascendens, M. latissimus dorsi, Mm. rhomboidei, M. serratus anterior
Schulter	Extension, Abduktion, Innenrotation	M. deltoideus pars spinalis, M. latissimus dorsi, M. teres major
Ellbogen	Flexion, Pronation	M. biceps; Pronatoren
Hand	Handgelenkextension und ulnare Abduktion, Fingerextension und -abduktion	M. extensor carpi ulnaris, M. extensor digitorum, Mm. interossei dorsales, Mm. extensores pollicis, Mm. abductores pollicis

Ausgangsstellung. Flexion, Adduktion, Außenrotation. Der Arm zeigt gestreckt über die Nase.

Griffe. Beide Hände distal.
Distale Hand: Im Lumbrikalgriff auf die Metacarpale V und II auf der dorsalen Seite.
Proximale Hand: Im Lumbrikalgriff an der palmaren Seite des Unterarms. Die proximale Hand wechselt zum Oberarm.

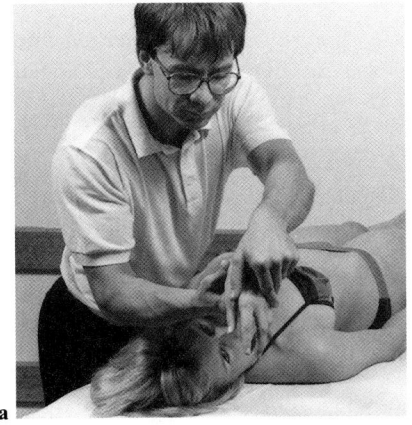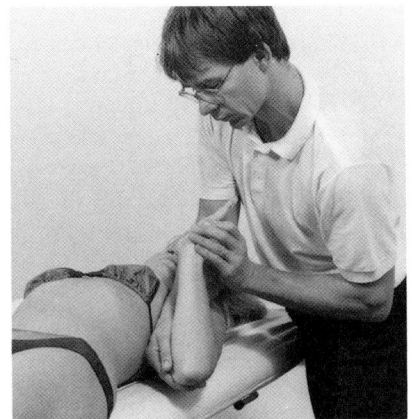

a   b

Abb. 32 a, b. Arm: Extension – Abduktion – Innenrotation mit Ellbogenflexion

46

Stretch. Die distale Hand dehnt die Handgelenk- und Fingerextensoren.

Normal timing. Auf gute Finger- und Handgelenkextension achten, damit der Therapeut mit der distalen Hand alle Komponenten des Patterns während des Umgreifens der proximalen Hand kontrollieren kann. Die Hand des Patienten zieht dicht über das Gesicht.

Kommando. „Hand hoch und beugen".

Körperbewegung. Der Therapeut dreht nach dem Einsetzen der Bewegung auf den Vorfüßen, so daß der Widerstand gegen die Handgelenkextensoren und den Bizeps optimal ist. Die proximale Hand greift von medial auf den Trizeps.

Endstellung. In genügender Ellbogenflexion und Pronation, so daß die Finger zum Therapeuten zeigen. Die Handinnenfläche weist nach ventral.

Beachte! Guter lumbrikaler Griff (auf den distalen Daumen achten) des Therapeuten. Nicht die Hand zusammenpressen. Deutlichen Widerstand gegen den Bizeps geben, aber auch hier auf die Skapulaadduktion achten.

Andere Ausführung. Die proximale Hand kann am Unterarm bleiben und neben dem Bizeps- auch Extensionswiderstand gegen die Schulter geben.

3.1.12 Extension – Abduktion – Innenrotation mit Ellbogenextension (Abb. 33)

Gelenk	Bewegung	Muskeln
Skapula	Posteriore Depression	M. trapezius pars ascendens, M. latissimus dorsi, Mm. rhomboidei, M. serratus anterior
Schulter	Extension, Adduktion, Innenrotation	M. deltoideus pars spinalis, M. latissimus dorsi, M. teres major
Ellbogen	Extension, Pronation	M. triceps, Mm. pronatores
Hand	Finger- und Handgelenkextension und ulnare Abduktion, Daumenabduktion	M. extensor carpi ulnaris, M. extensor digitorum, Mm. interossei dorsales, Mm. extensores pollicis, Mm. abductores pollicis

Ausgangsstellung. Schulter in Flexion/Adduktion/Außenrotation vordehnen. Ellbogenflexion über dem Gesicht.

Griffe. *Distale Hand:* Lumbrikal auf die Metacarpale II und V. Diese Hand dehnt den Trizeps.
Proximale Hand: In Supination auf dem Oberarm proximal der Kondylen. Diese Hand dehnt die Schultermuskeln und dabei auch das Schulterblatt in anteriore Elevation.

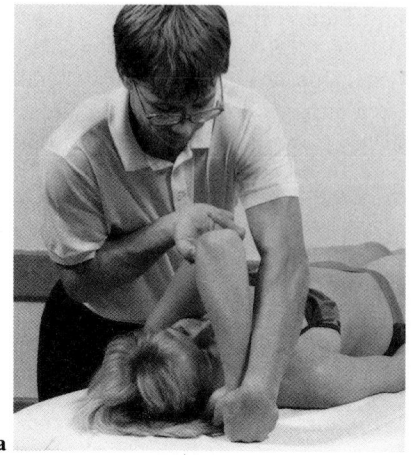
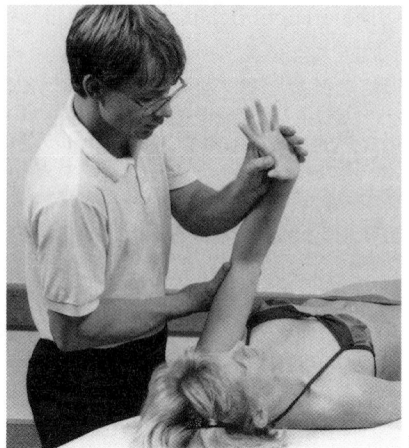
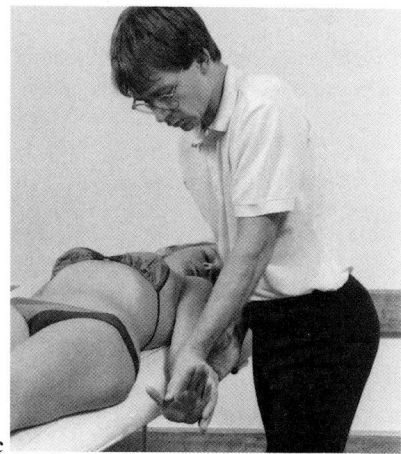

a

b

c

Abb. 33a–c. Arm: Extension – Abduktion – Innenrotation mit Ellbogenextension

Stretch. Die Hände machen eine entgegengesetzte Bewegung. Die proximale Hand dehnt in Verlängerung des Humerus, die distale Hand nach kaudal. Der Widerstand des Daumens der distalen Hand ist wieder wichtig.

Normal timing. Zuerst Dorsalextension und Pronation. Die Ellbogenextension verläuft gleichmäßig über die ganze Bewegung.

Kommando. „Hand hoch und strecken".

Körperbewegung. Der Therapeut steht in der Diagonalen neben dem Arm. Sobald die Bewegung einsetzt, dreht er sich nach kaudal, um gleichbleibenden Widerstand besonders für die Rotation zu geben.

Endstellung. Die gleiche Endstellung wie beim gestreckten Muster, aber jetzt mit der proximalen Hand am Oberarm auf dem Trizeps.

Beachte! Verliere den distalen Griff nicht. Deshalb schnell drehen und leicht über den Patienten beugen; nur so ist korrekter Widerstand gegen den Trizeps möglich.

Andere Ausführung. Eventuell kann die proximale Hand vom Oberarm zum Unterarm wechseln.

3.2 Thrustmuster

Normalerweise ist bei den Armpattern die Extension von Hand und Fingern mit der Schulterabduktion verknüpft.

Bei den Thrust(stoß)-Pattern ist das anders; hier wird das Handöffnen mit der Adduktion des Arms verbunden. Die Rotation von Ober- und Unterarm sind einander entgegengesetzt. Diese „Stoßbewegungen" sind von primitiver Art. In der motorischen Entwicklung finden wir sie beim Zurückschieben und Hochdrücken aus der Bauchlage und beim Vierfüßlerstand. Es kommt zur Protraktion der Scapula. M.serratus anterior und M.pectoralis major arbeiten mit dem M.triceps brachii zusammen. Das Ziel der Thrustpattern ist die Ellbogenextension in verschiedenen Variationen und auf einer niedrigeren Stufe der motorischen Kontrolle. Wir unterscheiden Radial- und Ulnarthrust (Radialer und ulnarer Stoß) und ihre Umkehrbewegungen.

3.2.1 Flexion – Adduktion – Außenrotation: Ulnarthrust (Abb.34)

Gelenk	Bewegung	Muskeln
Skapula	Anteriore Elevation	M.trapezius pars descendens, M.levator scapulae, M.serratus anterior
Schulter	Flexion, Adduktion, Außenrotation	M.supraspinatus, Rotatorenmanschette, M.deltoideus pars clavicularis, M.pectoralis major
Ellbogen	Extension, Pronation	M.triceps brachii, M.pronator quadratus et teres
Hand	Handgelenkextension, ulnare Abduktion, Finger öffnen	M.extensor carpi ulnaris, M.extensor digitorum, M.extensor pollicis, Mm.abductores pollicis, Mm.interossei dorsales

Ausgangsstellung. Schulter und Ellbogen wie beim Flexions-/Adduktions-/Außenrotationsmuster. Der Ellbogen ist völlig gebeugt, das Handgelenk in Flexion und radialer Abduktion, die Finger sind gebeugt. Der Unterarm ist in Supination (kleiner Finger in der Achselhöhle).

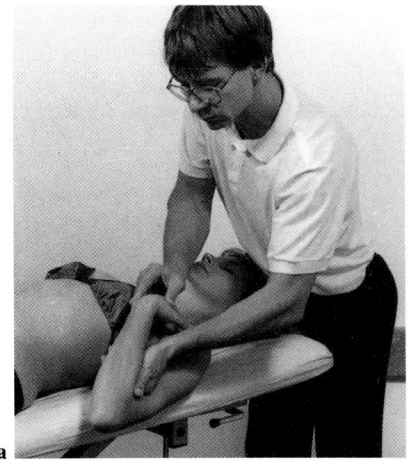 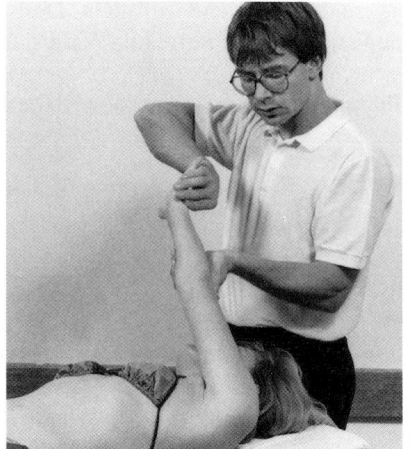

a   b

Abb. 34 a, b. Arm: Ulnarthrust

Griffe. Der Therapeut steht am Kopfende des Patienten, in der Diagonalen.
Distale Hand: Mit Lumbrikalgriff, 4 Finger auf Metacarpale V und der Daumen auf Metacarpale II.
Proximale Hand: In Supination in der Ellbeuge.

Stretch. Die proximale Hand dehnt Schulter und Skapula, die distale Hand dehnt den Trizeps und die Handextensoren.

Normal timing. Die Hand öffnet sich, und der Ellbogen extendiert und proniert.

Kommando. „Hand öffnen und strecken".

Körperbewegung. Der Therapeut startet am Kopfende des Patienten. Er beugt sich nach vorn und belastet sein vorderes Bein. Während der Bewegung Gewichtsverlagerung auf das hintere Bein.

Endstellung. Die gleiche wie beim Flexions-/Adduktions-/Außenrotationsmuster, aber jetzt ist die geöffnete Hand in Pronation und Ulnarabduktion. Der Ellbogen ist gestreckt, der Oberarm zeigt über die Nase.

Beachte! Gib guten Trizeps- und Pronationswiderstand.

Andere Ausführung. Der Therapeut kann neben dem Patienten stehen. Die innere Hand greift supiniert in die Ellbeuge. Die äußere Hand greift distal und gibt Widerstand gegen Pronation, Ellbogen- und Handextension.

3.2.2 Reversal des Ulnarthrust (Abb. 35)

Gelenk	Bewegung	Muskeln
Skapula	Posteriore Depression	M. trapezius pars ascendens, M. latissimus dorsi; Mm. rhomboidei, M. serratus anterior
Schulter	Extension, Abduktion, Innenrotation	M. deltoideus pars spinalis, M. teres major, M. latissimus dorsi
Ellbogen	Flexion, Supination	M. biceps, M. brachioradialis, M. supinator
Hand	Handgelenkflexion und radiale Abduktion, Fingerflexion	M. flexor carpi radialis, M. palmaris longus; M. flexor digitorum superficialis et profundus, Mm. flexores pollicis, M. adductor pollicis, M. opponens pollicis, Mm. interossei palmares

Ausgangsstellung. Der Arm ist mit geöffneter Hand über das Gesicht gestreckt, der kleine Finger zeigt nach oben. Der Unterarm ist in Pronation und das Handgelenk in Extension und Ulnarabduktion.

Griffe. Der Therapeut steht am Kopfende des Patienten.
Distale Hand: Die Gegenhand in Supination und lumbrikal auf der Innenseite der Metacarpale II und V.
Proximale Hand: Auf dem Oberarm in Pronation auf der Trizepssehne.

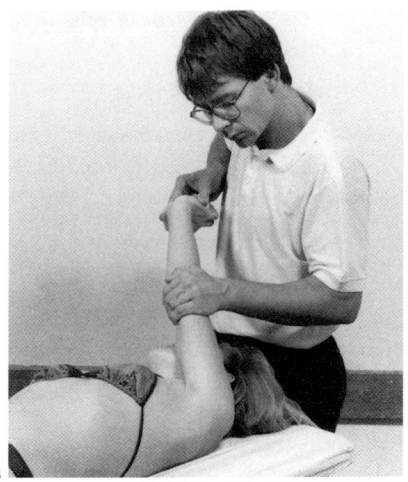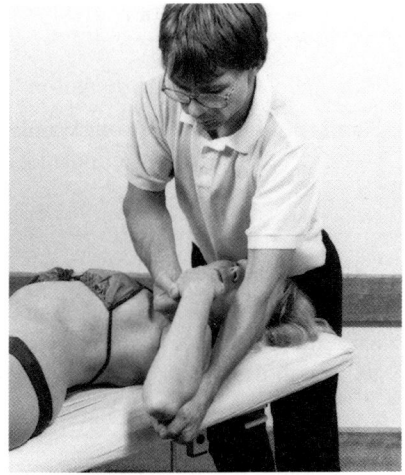

a   b

Abb. 35a, b. Reversal des Ulnarthrust

Stretch. Die distale Hand dehnt den Bizeps und die Fingerflexoren, die proximale Hand Schulter- und Skapulamuskeln. Beide Hände machen eine entgegengesetzte Rotationsbewegung.

Normal timing. Die Hand schließt radialwärts. Der Ellbogen beugt sich, so daß der kleine Finger zur Achselhöhle zieht.

Kommando. „Zufassen und beugen".

Körperbewegung. Der Therapeut macht wieder eine Gewichtsverlagerung nach vorn.

Endstellung. Wie die Ausgangsstellung des Ulnarthrusts, d.h. die Fingerspitzen ziehen in Richtung Achsel.

Beachte! Korrekter Widerstand mit der distalen Hand (Supinationswiderstand)!

Andere Ausführung. Der Therapeut steht an der Seite des Patienten und blickt kranialwärts. Die gleichseitige Hand greift distal mit den Daumen auf das Metacarpale V und mit den Fingern auf das Metacarpale II. Die proximale Hand ist in Supination auf dem Oberarm, gerade oberhalb des Ellbogens.

3.2.3 Extension – Adduktion – Innenrotation: Radialthrust (Abb. 36)

Gelenk	Bewegung	Muskeln
Skapula	Anteriore Depression	M. serratus anterior, M. pectoralis major, M. subclavius
Schulter	Extension, Adduktion, Innenrotation	M. deltoideus pars clavicularis, M. teres major, M. pectoralis major, M. subscapularis
Ellbogen	Extension, Supination	M. triceps, M. supinator
Hand	Fingerextension, Handgelenkextension und radiale Abduktion	M. extensor carpi radialis, M. extensor digitorum, Mm. extensores pollicis, M. abductor pollicis, Mm. interossei dorsales

Ausgangsstellung. In Flexion/Abduktion/Außenrotation der Schulter. Der Ellbogen ist maximal gebeugt und proniert, Handgelenk und Finger in Flexion und ulnarer Abduktion, so daß die Finger zur Achselhöhle zeigen.

Griffe. Der Therapeut steht an der gegenüberliegenden Seite der Bank.
Distale Hand: Die ungleichnamige Hand greift auf den Handrücken des Patienten, die Finger liegen auf Metacarpale V.

52

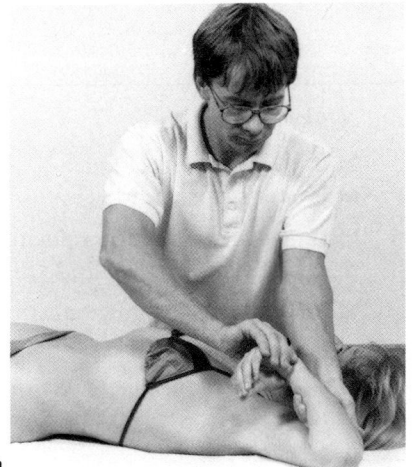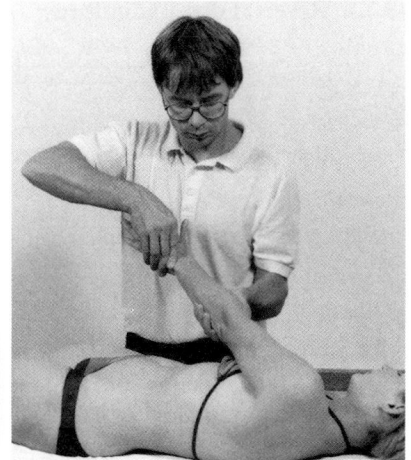

a   b

Abb. 36 a, b. Radialthrust

Proximale Hand: In Pronation auf dem Oberarm (Ellenbeuge).

Stretch. Die distale Hand dehnt den Trizeps in Pronationsrichtung, die proximale Hand gibt Zug auf die Schulter Richtung Außenrotation. Somit entsteht wieder eine entgegengesetzte Drehung.

Normal timing. Die Hand öffnet sich, und der Ellbogen streckt sich zum Therapeuten hin.

Kommando. „Ausstrecken und wegstoßen".

Körperbewegung. Der Therapeut läßt sich vom Patienten auf sein hinteres Bein drükken.

Endstellung. Proximal die gleiche wie beim Extensions-/Adduktions-/Innenrotationsmuster. Allerdings mit Supination und Handextension, so daß der Daumen nach oben zeigt.

Beachte! Supinationswiderstand.

Andere Ausführung. Der Therapeut steht am Kopf des Patienten, die gleichseitige Hand distal im Lumbrikalgriff auf dem Handrücken, die proximale Hand auf dem Oberarm. Beachte den Trizepswiderstand.

53

3.2.4 Reversal des Radialthrust (Abb. 37)

Gelenk	Bewegung	Muskeln
Skapula	Posteriore Elevation	M. trapezius pars descendens, M. levator scapulae; M. serratus anterior
Schulter	Flexion, Abduktion, Außenrotation	M. supraspinatus, M. infraspinatus, M. deltoideus pars spinalis, M. teres minor
Ellbogen	Flexion, Pronation	M. pronator teres et quadratus
Hand	Fingerflexion, Handgelenkflexion und ulnare Abduktion	M. flexor carpi ulnaris, Mm. flexores digitorum, M. adductor pollicis, Mm. interossei palmaris

Ausgangsstellung. Wie die Endstellung des Radialthrusts.

Griffe. Der Therapeut steht auf der kontralateralen Seite, in der Diagonalen.
Distale Hand: Die Gegenhand in Supination und mit Lumbrikalgriff auf der Handfläche des Patienten.
Proximale Hand: In Pronation auf der Trizepssehne.

Stretch. Die distale Hand dehnt den Ellbogen in Extension, Supination und das Handgelenk in Extension, radiale Abduktion. Die proximale Hand dehnt die Schulter.

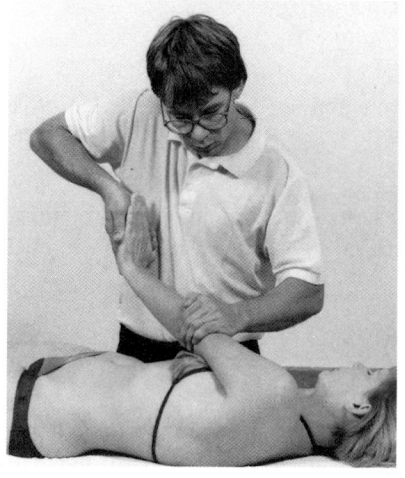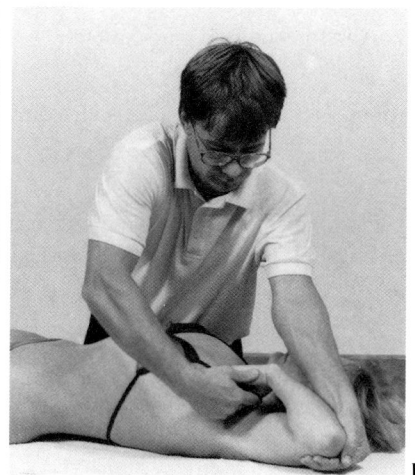

a b

Abb. 37 a, b. Reversal des Radialthrust

Normal timing. Die Hand schließt sich ulnarwärts. Die Schulter zieht in Flexion/ Abduktion/Außenrotation, unter gleichmäßiger Ellbogenbeugung.

Kommando. „Zufassen und ziehen."

Körperbewegung. Der Patient zieht den Therapeuten nach vorn.

Endstellung. Die gleiche wie die Ausgangsstellung des Radialthrusts, der Daumen weist zur Achselhöhle. Die Schulter zieht in völlige Flexion, aber in submaximale Außenrotation.

Beachte! Die distale Hand gibt neben dem Zug auch Pronationswiderstand.

Andere Ausführung. Der Therapeut steht am Kopf des Patienten. die ungleichnamige Hand greift distal in die Hand des Patienten, die Finger liegen auf Metacarpale V. Die proximale Hand in Supination auf dem Oberarm. Der Therapeut bewegt seinen Rumpf gut mit.

3.3 Bilaterale Armmuster

Bilaterale Armmuster werden hauptsächlich zur Fazilitierung eines schwachen Arms durch den starken anderen oder zum Reinforcement des Rumpfs durch kräftige Armpattern verwendet. Je nach Zielsetzung wählt der Therapeut zwischen symmetrischen, asymmetrischen und reziproken Kombinationen.

Bilateral symmetrisch. Gleiche Diagonale und gleiche Bewegungsrichtung (Abb. 38). Der Therapeut steht vorzugsweise am Kopf des Patienten. Der korrekte Griff ist hier extrem wichtig, um guten Widerstand gegen *alle* Bewegungskomponenten geben zu können. Ein adäquater Widerstand darf aber die Armbewegung nicht behindern.

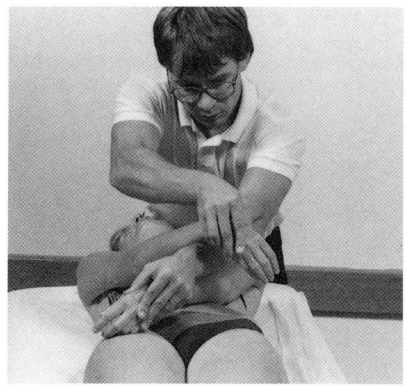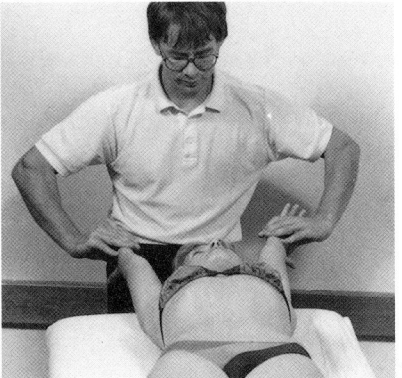

a   b

Abb. 38a, b. Arme: Von Extension/Adduktion/Innenrotation (a) in Flexion/Abduktion/Außenrotation (b)

Beispiel
Von Extension/Adduktion/Innenrotation (Abb. 38a)
in Flexion/Abduktion/Außenrotation (Abb. 38b).

Bilateral asymmetrisch. Gleiche Richtung, aber unterschiedliche Diagonalen (Abb. 39).

Beispiel
Von Extension/Abduktion/Innenrotation (links) und Extension/Adduktion/Innenrotation (rechts) (Abb. 39a) in Flexion/Adduktion/Außenrotation (links) und Flexion/Abduktion/Außenrotation (rechts) (Abb. 39b)

Bilateral symmetrisch reziprok. Gleiche Diagonale, aber in entgegengesetzter Richtung (Abb. 40).

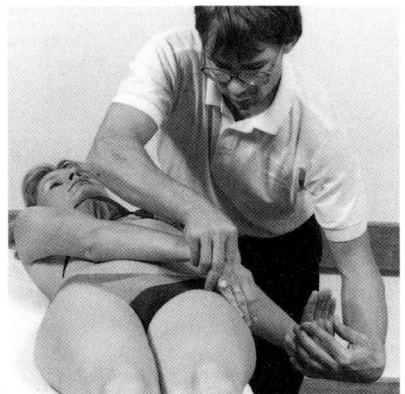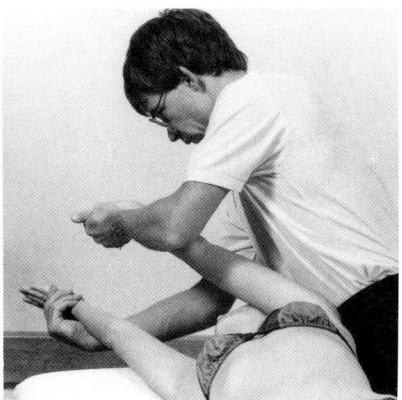

a   b

Abb. 39a, b. Linker Arm: Von Extension/Abduktion/Innenrotation (**a**) in Flexion/Adduktion/Außenrotation (**b**). Rechter Arm: Von Extension/Adduktion/Innenrotation (**a**) in Flexion/Abduktion/Außenrotation (**b**)

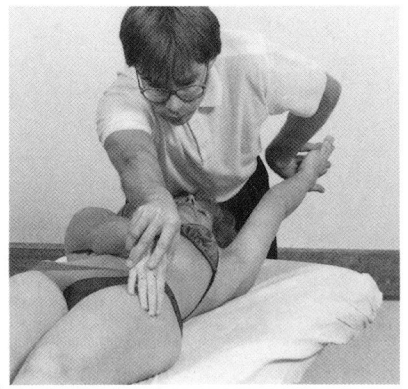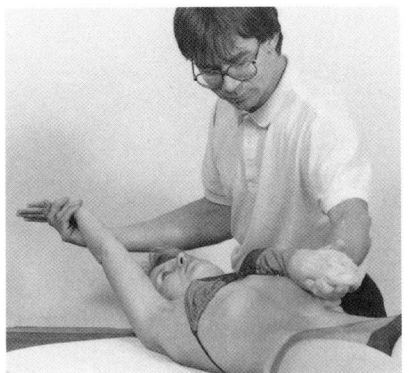

a   b

Abb. 40a, b. Rechter Arm: Flexion – Abduktion – Außenrotation. Linker Arm: Extension – Adduktion – Innenrotation

56

Beispiel

Ein Arm in Flexion – Abduktion – Außenrotation (rechts), der andere in Extension – Adduktion – Innenrotation (links).

Beachte Gewichtsverlagerung des Therapeuten von rechts nach links!

Bilateral asymmetrisch reziprok. Verschiedene Diagonalen in entgegengesetzter Richtung (Abb. 41).

Beispiel

Flexion – Adduktion – Außenrotation (links) und Extension – Adduktion – Innenrotation (rechts).

Beachte wieder die gute Körperbewegung des Therapeuten!

Bilaterale Armmuster sind bei Rumpf und Wirbelsäulenproblemen gut anwendbar. Mit einer zielgerichteten Auswahl kann man die Rumpfrotation fazilitieren oder ausschließen. Durch Approximation und Übergang in eine isometrische Kontraktion kann man die Wirkung auf den Rumpf weiter steigern.

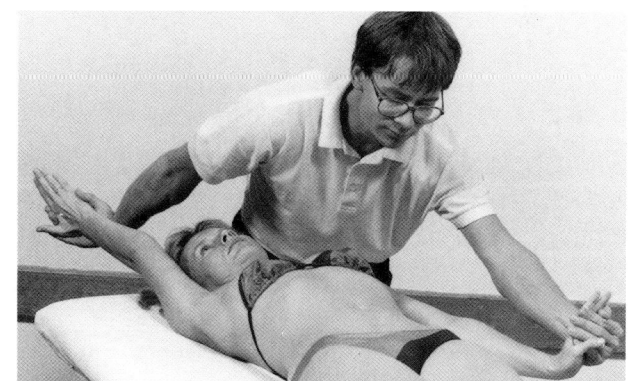

Abb. 41 a–c. Linker Arm: Flexion – Adduktion – Außenrotation. Rechter Arm: Extension – Adduktion – Innenrotation

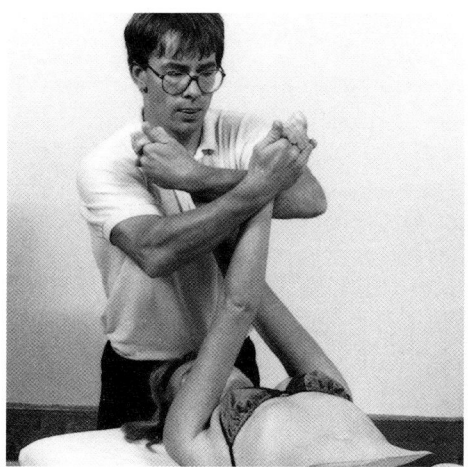

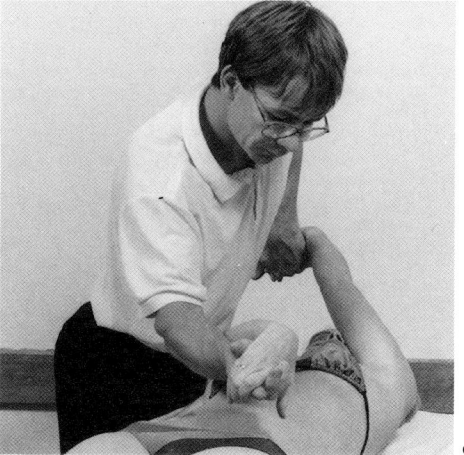

3.4 Armmuster in anderen Ausgangsstellungen

Alle Armmuster können in verschiedenen Stellungen ausgeführt werden. Der Therapeut wählt je nach Problemstellung die beste Position. In welcher Ausgangsstellung man auch übt, die Grundprinzipien bleiben dieselben. Hierbei sind Körperstellung und exakte Griffe besonders wichtig.

Seitenlage
Diese Lage ist für bettlägrige Patienten, die nicht auf dem Rücken liegen dürfen, sehr brauchbar. Vorzugsweise wird der obere Arm beübt. Gute Rumpfstabilisation und das Einleiten von Bewegungsübergängen sind möglich (Abb. 42).

Bauchlage
Zu beachten ist hier die Schwerkraft. Flexionsmuster sind bedeutend schwieriger als in Rückenlage, Extensionsmuster sind nicht vollständig ausführbar (Abb. 43).

a 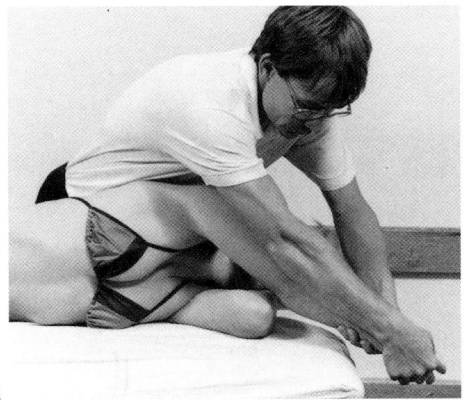 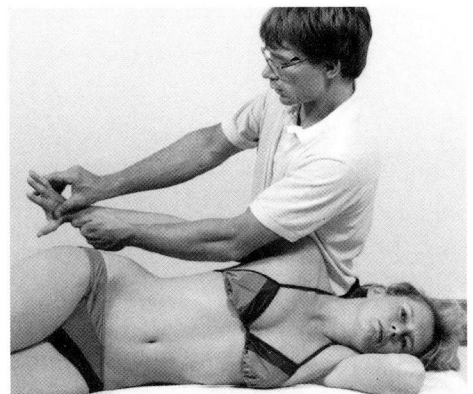 b

Abb. 42a, b. Armmuster in Seitenlage: von Flexion – Adduktion – Außenrotation (a) in Extension – Abduktion – Innenrotation (b)

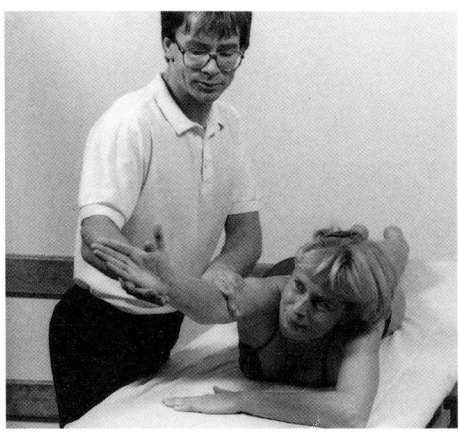

Abb. 43. Armmuster in Bauchlage: Flexion – Abduktion – Außenrotation

Armmuster im Vierfüßlerstand

Der Vierfüßlerstand hat gegenüber der Bauchlage den Vorteil, daß die Armmuster besser in beide Richtungen ausführbar sind. Er erfordert mehr Rumpfkontrolle und Einsatz der Beine. In dieser Haltung wird Spastizität oft gut gehemmt.

Kniestand, Fersensitz, Sitz oder Langsitz

Auch aus diesen Asugangsstellungen können Armmuster ausgeführt werden. Der Wechsel von einer Stellung zu einer anderen schult Bewegungsübergänge (Abb. 44).

Ein schwacher Arm wird durch isometrische Spannung des starken fazilitert und kann so besser isotonisch beübt werden. Die stärkere Diagonale dient zur Verstärkung der schwachen. Meist werden die gestreckten Armmuster benutzt, um bilateral zu üben.

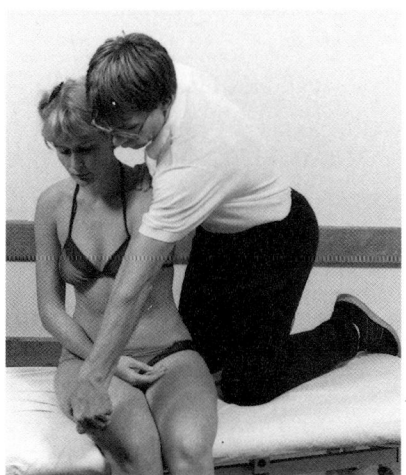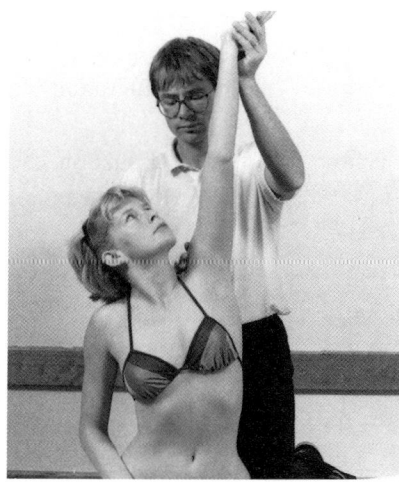

a   b

Abb. 44a, b. Armmuster im Sitzen: von Extension – Adduktion – Innenrotation (**a**) in Flexion – Abduktion – Außenrotation (**b**)

4 Bein

4.1 Beinmuster

4.1.1 Flexion – Abduktion – Innenrotation (Abb. 45)

Gelenk	Bewegung	Muskeln
Pelvis	Posteriore Elevation	M. quadratus lumborum, M. latissimus dorsi
Hüfte	Flexion, Abduktion, Innenrotation	M. tensor fasciae latae
Knie		M. quadriceps
Fuß	Dorsalflexion, Eversion	Mm. peronaei
Zehen	Dorsalflexion	M. extensor hallucis longus et brevis, M. extensor digitorum longus et brevis, Mm. interossei dorsales

Ausgangsstellung. Extension/Adduktion/Außenrotation. Gute Vordehnung aller Muskeln von der Hüfte bis zum Fuß.

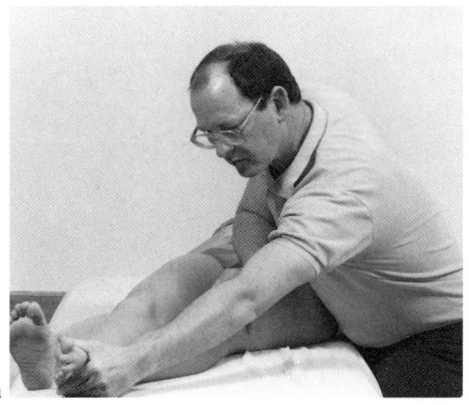
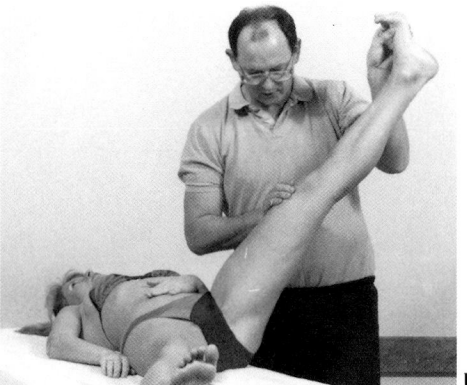

a   b

Abb. 45 a, b. Bein: Flexion – Abduktion – Innenrotation

Griffe. *Distal:* Im Lumbrikalgriff die Finger am lateralen Fußrand knapp proximal der Articulationes metatarsaephalangeae. Den Daumen am medialen Fußrand ansetzen. Nicht kneifen!

Proximal: Lumbrikal am Oberschenkel etwas proximal der Patella. Die Finger medial, der Daumen lateral am Oberschenkel.

Stretchreflex. Die proximale Hand sorgt für eine Verlängerung des Beins im Hüftgelenk in Extension/Adduktion/Außenrotation. Die distale Hand macht eine Inversions-/Plantarflexionsbewegung und Zug nach distal.

Normal timing. Zuerst Pronation und Dorsalflexion von Fuß und Zehen. Danach Flexion – Abduktion – Innenrotation des ganzen Beins.

Kommando. „Fuß hoch, . . . Ferse raus und hoch."

Körperstellung und -bewegung. Das äußere Bein des Therapeuten steht zu Beginn vorn und macht während der Bewegung einen Schritt rückwärts.

Endstellung. Nicht zuviel Abduktion. Genügend Dorsalflexion des Fußes und Innenrotation im Hüftgelenk.

Beachte! Die Finger der proximalen Hand lösen nach dem Stretchreflex ihren Kontakt zum Bein. Die ganze Bewegung unter Zug ausführen. Keine Zirkumduktionsbewegung zulassen.

Andere Ausführung. Der Therapeut kann an der anderen Seite des Behandlungstisches stehen.

4.1.2 Flexion – Abduktion – Innenrotation mit Knieflexion (Abb. 46)

Gelenk	Bewegung	Muskeln
Pelvis	Posteriore Elevation	M. quadratus lumborum, M. latissimus dorsi
Hüfte	Flexion, Abduktion, Innenrotation	M. tensor fasciae latae
Knie	Flexion	M. semitendinosus, M. semimembranosus, M. popliteus
Fuß	Dorsalflexion, Eversion	Mm. peronaei
Zehen	Dorsalflexion	M. extensor hallucis longus et brevis, M. extensor digitorum longus et brevis, Mm. interossei dorsales

Ausgangsstellung. Extension/Adduktion/Außenrotation. Gute Vordehnung.

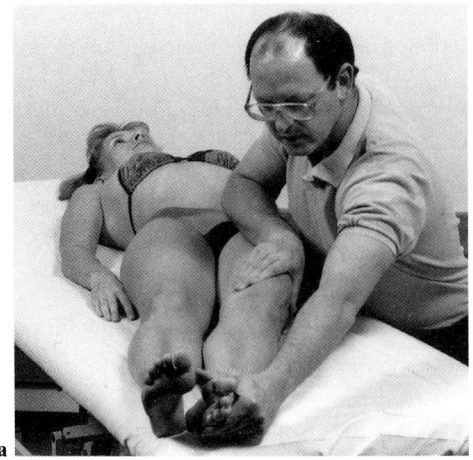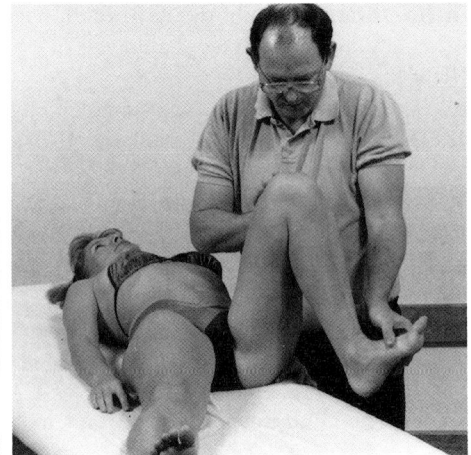

a   b

Abb. 46a, b. Bein: Flexion – Abduktion – Innenrotation mit Knieflexion

Griffe. *Distal:* Die Finger lumbrikal am lateralen Fußrand, proximal der Articulationes metatarsaephalangeae. Den Daumen am medialen Fußrand ansetzen. Nicht kneifen.
Proximal: Im Lumbrikalgriff am Oberschenkel knapp oberhalb der Patella, mit den Fingern medial und dem Daumen lateral.

Stretchreflex. Die proximale Hand sorgt für eine Verlängerung im Hüftgelenk in Extension/Adduktion/Außenrotation. Die distale Hand dehnt durch Inversions-/Plantarflexionsbewegung die Fußextensoren und durch Extension des Knies dessen Flexoren.

Normal timing. Zuerst Eversion und Dorsalflexion des Fußes mit Zehenextension. Danach Knieflexion und Flexion – Abduktion – Innenrotation im Hüftgelenk.

Kommando. „Fuß hoch . . . beugen.“

Körperstellung und -bewegung. Das äußere Bein des Therapeuten steht zu Beginn vorn und macht während der Bewegung einen Schritt rückwärts.

Endstellung. Maximale Hüftflexion, submaximale Hüftabduktion und Innenrotation. Maximale Knieflexion und Dorsalflexion/Eversion des Fußes. (Die Längsachse des Unterschenkels liegt etwas außerhalb der Körperlängsachse, etwa parallel zur Sagittalebene.)

Beachte! Die Ferse bewegt sich flach über den Tisch in Richtung Os ischii. Maximale Knieflexion.

Andere Ausführung. Der Therapeut steht an der anderen Seite des Tisches. Dies ist besonders günstig, um den Anfang der Bewegung zu üben.

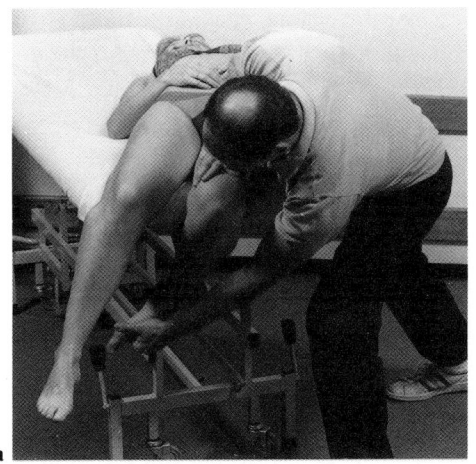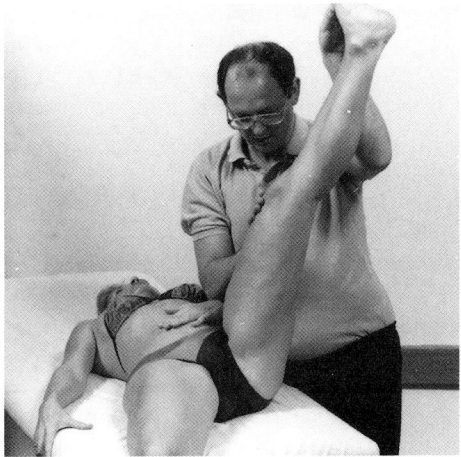

a   b

Abb. 47a, b. Bein: Flexion – Abduktion Innenrotation mit Knieextension

4.1.3 Flexion – Abduktion – Innenrotation mit Knieextension (Abb. 47)

Gelenk	Bewegung	Muskeln
Pelvis	Posteriore Elevation	M. quadratus lumborum, M. latissimus dorsi
Hüfte	Flexion, Abduktion, Innenrotation	M. tensor fasciae latae
Knie	Extension	M. vastus intermedius et lateralis
Fuß	Dorsalflexion, Eversion	Mm. peronaei
Zehen	Dorsalflexion	M. extensor hallucis longus et brevis, M. extensor digitorum longus et brevis, Mm. interossei dorsales

Ausgangsstellung. Der Unterschenkel des Patienten hängt über das Fußende des Behandlungstisches. Maximale Plantarflexion, Inversion, Flexion im Knie (soweit der Tisch es zuläßt). Submaximale Hüftextension und -adduktion, maximale Außenrotation.

Griffe. *Distal:* Die Finger lumbrikal am lateralen Fußrand, etwas proximal der Articulationes metatarsaephalangeae. Den Daumen am medialen Fußrand ansetzen. Nicht kneifen!
Proximal: Im Lumbrikalgriff am Oberschenkel, knapp oberhalb der Patella, mit den Fingern medial und dem Daumen lateral.

63

Stretchreflex. Die distale Hand stretcht durch eine Inversions-/Plantarflexionsbewegung und durch Knieflexion. Die proximale Hand verlängert das Bein sehr gut im Hüftgelenk in Extension/Adduktion/Außenrotation. Ohne einen guten Reiz für die Hüfte erfolgt die Kniestreckung zu rasch!

Normal timing. Zuerst Eversion, Dorsalflexion des Fußes mit Zehenextension; danach Knieextension und *gleichzeitig* Flexion – Abduktion – Innenrotation im Hüftgelenk.

Kommando. „Fuß hoch . . . ausstrecken."

Körperstellung und -bewegung. Das äußere Bein des Therapeuten steht vorn. Der Therapeut verlagert während der Bewegung sein Gewicht auf das hintere Bein und dreht den Rücken in Richtung Patient.

Endstellung. Nicht zu weit in die Abduktion. Maximale Dorsalflexion des Fußes und Innenrotation der Hüfte.

Beachte!
- Die Finger der proximalen Hand lösen nach dem Stretchreflex ihren Kontakt zum Bein.
- Die ganze Bewegung mit Zug ausführen.
- Keine Zirkumduktionsbewegung zulassen.
- Die Knieextension über die ganze Bewegungsbahn verteilen.
- Wenig Widerstand distal geben.
- Zu Beginn sehr guten Stretch proximal geben.

4.1.4 Extension – Adduktion – Außenrotation (Abb. 48)

Gelenk	Bewegung	Muskeln
Pelvis	Anteriore Depression	M. quadratus lumborum, M. latissimus dorsi der anderen Seite
Hüfte	Extension, Adduktion, Außenrotation	M. glutaeus maximus, M. piriformis, Mm. gemelli, M. adductor magnus
Knie		M. quadriceps
Fuß	Plantarflexion, Inversion	M. tibialis posterior, M. gastrocnemius, M. soleus, M. plantaris
Zehen	Plantarflexion	M. flexor hallucis longus et brevis, M. flexor digitorum longus et brevis, M. interossei plantares

Ausgangsstellung. Maximale Hüftflexion; submaximale Innenrotation und Abduktion (in the groove!). Maximale Dorsalflexion und Pronation.

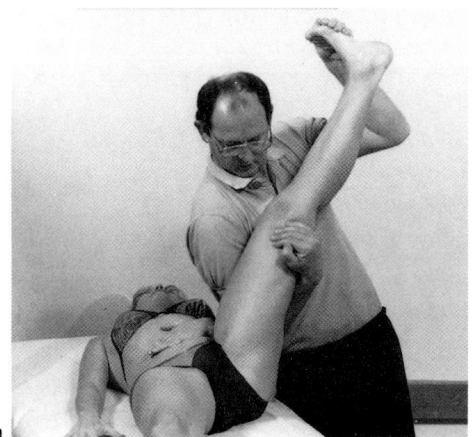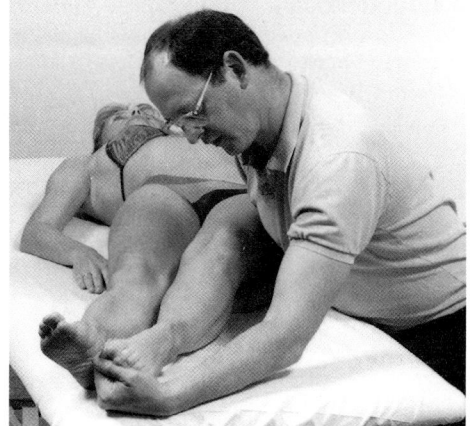

a   b

Abb. 48a, b. Bein: Extension – Adduktion – Außenrotation

Griffe. *Distal:* Lumbrikal, die Hand ist geschlossen (Abb. 47 b). Der Daumen und den Daumenballen auf die Fußsohle in Höhe der Aa. metatarsaephalangeae. Finger am medialen Fußrand.
Proximal: Dorsal medial am Oberschenkel. Die Hand mit der volaren oder der radialen Seite unter den Oberschenkel.

Stretchreflex. Die proximale Hand sorgt über eine Rumpfbewegung für eine leichte Dehnung in Flexions- und Innenrotationsrichtung und in geringerem Maße in die Abduktion. Vor allem Reiz durch einen guten Zug, nicht durch eine Gelenkbewegung setzen. Die distale Hand sorgt für den Stretch in Dorsalflexion und Eversion.

Normal timing. Extensions-, Adduktions-, Außenrotationsbewegung des ganzen Beins, eingeleitet durch Plantarflexion und Inversion.

Kommando. „. . . Fuß runter, Ferse rein."

Körperstellung und -bewegung. Der Therapeut steht mit dem Rücken leicht zum Patienten gewandt. Sein inneres Bein ist vorn. Bei der Bewegung macht der Therapeut mit dem hinteren Bein einen Schritt vorwärts.

Endstellung. Maximale Hüftaußenrotation und Plantarflexion/Inversion des Fußes.

Beachte!
- Keine Zirkumduktionsbewegung zulassen.
- Sofort Extension – Adduktion – Außenrotation des Oberschenkels.
- Gute Abstimmung der proximalen und distalen Widerstände aufeinander.
- Den Stretchreiz besonders durch einen guten Zug, nicht durch eine Gelenkbewegung setzen.
- Im Hüftgelenk nicht zuviel Stretch in die Abduktion.

65

4.1.5 Extension – Adduktion – Außenrotation mit Knieflexion (Abb. 49)

Gelenk	Bewegung	Muskeln
Pelvis	Anteriore Depression	M. quadratus lumborum, M. latissimus dorsi der anderen Seite
Hüfte	Extension, Adduktion, Außenrotation	M. glutaeus maximus, M. piriformis, M. adductor magnus
Knie	Flexion	M. biceps
Fuß	Plantarflexion, Inversion	M. tibialis posterior, M. gastrocnemius, M. soleus, M. plantaris
Zehen	Flexion	Mm. interossei plantares, M. flexor hallucis longus et brevis, M. flexor digitorum longus et brevis

Ausgangsstellung. Maximale Hüftflexion, submaximale Abduktion und Innenrotation. Maximale Knieextension und Dorsalflexion/Eversion.

Griffe. *Distal:* Lumbrikalgriff, die Hand geschlossen. Daumen und Daumenballen auf die Fußsohle in Höhe der Articulationes metatarsaephalangeae. Die Finger liegen am medialen Fußrand.
Proximal: Dorsomedial unter dem Oberschenkel. Die Hand mit der Innen- oder der Radialenseite anlegen.

Stretchreflex. Die distale Hand dehnt den Fuß in Dorsalflexions-/Eversionsrichtung und in Knieextension. Proximal wird durch eine Rumpfbewegung in die Flexions- und Innenrotationsrichtung gedehnt, nur wenig in die Abduktion. Wichtig dabei ist guter Zug auf das Hüftgelenk.

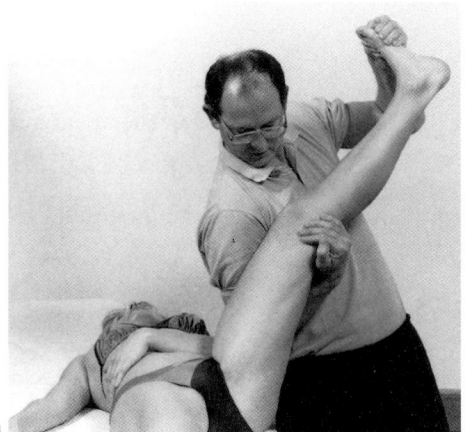 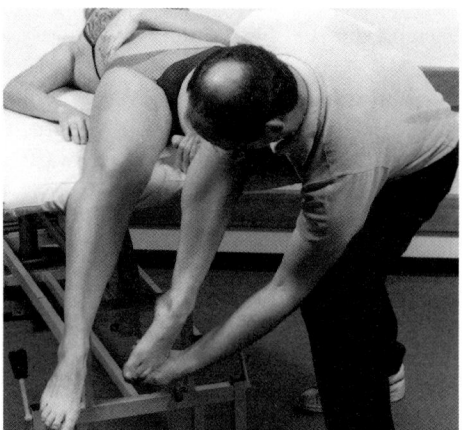

a   b

Abb. 49a, b. Bein: Extension – Adduktion – Außenrotation mit Knieflexion

Normal timing. Zuerst Planarflexion, Inversion des Fußes, danach gleichzeitig Knieflexion und Extension - Adduktion - Außenrotation im Hüftgelenk.

Kommando. „Fuß runter und beugen."

Körperstellung und -bewegung. Der Therapeut steht mit dem Rücken zum Patienten, sein inneres Bein ist vorn. Während der Bewegung macht der Therapeut mit dem hinteren Bein einen Schritt vorwärts.

Endstellung. Maximale Plantarflexion und Inversion, Hüftaußenrotation und, soweit die Bank es zuläßt, Knieflexion und Hüftextension.

Beachte!
- Keine Zirkumduktionsbewegung zulassen.
- Sofort Extension - Adduktion - Außenrotation des Oberschenkels.
- Sofort Widerstand gegen die Knieflexion.
- Gute Abstimmung der proximalen und distalen Widerstände aufeinander.

4.1.6 Extension - Adduktion - Außenrotation mit Knieextension (Abb. 50)

Gelenk	Bewegung	Muskeln
Pelvis	Anteriore Depression	M. quadratus lumborum, M. latissimus dorsi der anderen Seite
Hüfte	Extension, Adduktion, Außenrotation	M. glutaeus maximus, M. gemelli, M. adductor magnus
Knie	Extension	M. vastus medialis
Fuß	Plantarflexion Inversion	M. tibialis posterior, M. gastrocnemius, M. soleus, M. plantaris
Zehen	Plantarflexion	M. flexor hallucis longus et brevis, M. flexor digitorum longus et brevis, Mm. interossei plantares

Ausgangsstellung. Maximale Hüftflexion, submaximale Abduktion und Innenrotation. Maximale Knieflexion. Die Längsachse des Unterschenkels liegt etwas außerhalb der Körperlängsachse, parallel zur Sagittalebene.

Griffe. *Distal:* Lumbrikalgriff, die Hand ist geschlossen. Daumen und Daumenballen unter dem Fuß in Höhe der Articulationes metatarsaephalangeae. Die Finger liegen am medialen Fußrand.
Proximal: Dorsomedial unter dem Oberschenkel. Mit der Handfläche oder radialen Seite des Unterarms anlegen.

Stretchreflex. Proximal durch eine Rumpfbewegung die Hüftmuskulatur in die Flexions-, Innenrotations- und nur wenig in die Abduktionsrichtung dehnen. Die distale

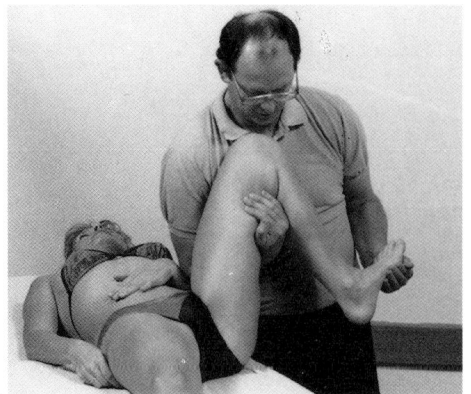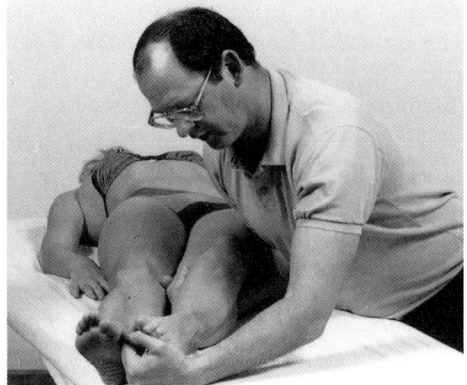

a   b

Abb. 50 a, b. Bein: Extension – Adduktion – Außenrotation mit Knieextension

Hand dehnt in die Flexionsrichtung des Knies (Quadrizeps) und in Dorsalflexion/
Eversion.

Normal timing. Zuerst Plantarflexion – Inversion des Fußes, danach Knieextension
zusammen mit Extension – Adduktion – Außenrotation im Hüftgelenk.

Kommando. „Ausstrecken."

Körperstellung und -bewegung. Der Therapeut steht mit dem Rücken leicht zum Patienten gewendet, sein inneres Bein steht vorn. Während der Bewegung macht der Therapeut mit dem hinteren Bein einen Schritt vorwärts.

Endstellung. Maximale Hüftaußenrotation, Knieextension, Inversion und Plantarflexion.

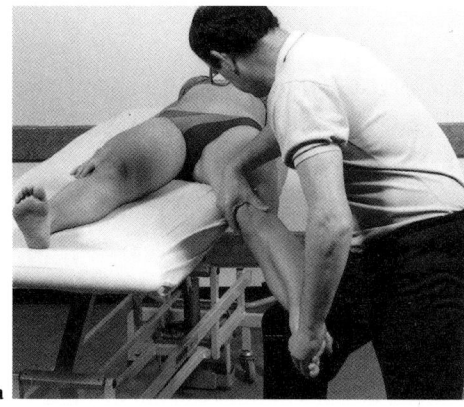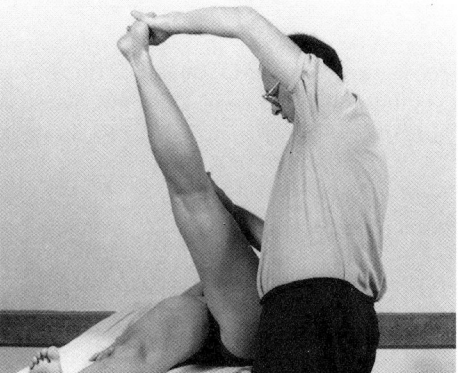

a   b

Abb. 51 a, b. Bein: Flexion – Adduktion – Außenrotation

68

Beachte!
- Keine Zirkumduktionsbewegung zulassen.
- Sofort Knieextension und Extension - Adduktion des Oberschenkels.
- Gute Abstimmung der proximalen und distalen Widerstände aufeinander.

4.1.7 Flexion - Adduktion - Außenrotation (Abb. 51)

Gelenk	Bewegung	Muskeln
Pelvis	Anteriore Elevation	Schräge Bauchmuskeln
Hüfte	Flexion, Adduktion, Außenrotation	M. psoas, M. iliacus, M. adductor longus et brevis
Knie		M. quadriceps
Fuß	Dorsalflexion, Inversion	M. tibialis anterior
Zehen	Dorsalflexion	M. extensor hallucis longus et brevis, M. extensor digitorum longus et brevis, Mm. interossei dorsales

Ausgangsstellung. Maximale Innenrotation, submaximale Abduktion und Extension, da sonst das Becken nach vorn kippt. Gute Verlängerung durch Zug.

Griffe. *Distal:* Lumbrikalgriff auf der Dorsalseite des Fußes. Die Finger auf dem medialen, der Daumen auf dem lateralen Fußrand. Die Finger proximal der Articulationes metatarsaephalangeae.
Proximal: Lumbrikalgriff medioventral auf dem Oberschenkel.

Stretchreflex. Die proximale Hand dehnt in Innenrotations-, Extensions-, Abduktions- und Elongationsrichtung. Die distale Hand dehnt in Plantarflexions-, Eversions- und Elongationsrichtung.

Normal timing. Zuerst Dorsalflexion, Inversion des Fußes, danach Flexion - Adduktion - Außenrotation im Hüftgelenk.

Kommando. „Fuß hoch und rein."

Körperstellung und -bewegung. Der Therapeut steht mit dem Gesicht zum Patienten. Sein inneres Bein ist hinten. Während der Bewegung macht der Therapeut einen Schritt vorwärts und verlagert sein Gewicht auf das vordere Bein.

Endstellung. Maximale Dorsalflexion und Inversion des Fußes. Maximale Flexion und Außenrotation, submaximale Adduktion im Hüftgelenk.

Beachte!

- Eventuell das Bein schon auf der Bank innenrotieren und dann erst in die Ausgangsposition bringen.
- Bewegung unter Zug ausführen.
- Das Bein soll in der Endstellung über die Mittellinie adduziert werden.
- Eventuell den Daumen der proximalen Hand lösen, um keinen Reiz zur Abduktion zu geben. Zug trotzdem halten.

4.1.8 Flexion – Adduktion – Außenrotation mit Knieflexion (Abb. 52)

Gelenk	Bewegung	Muskeln
Pelvis	Anteriore Elevation	Schräge Bauchmuskeln
Hüfte	Flexion, Adduktion, Außenrotation	M. psoas, M. iliacus, M. obturatorius externus, M. adductor longus et brevis, M. sartorius
Knie	Kniebeugung	M. biceps
Fuß	Dorsalflexion, Inversion	M. tibialis anterior
Zehen	Dorsalflexion, Abduktion	M. extensor hallucis longus et brevis, M. extensor digitorum longus et brevis, Mm. interossei dorsales

Ausgangsstellung. Maximale Innenrotation, submaximale Abduktion und Extension, da sonst das Becken nach vorn kippt. Gute Verlängerung durch Zug.

Griffe. *Distal:* Lumbrikalgriff auf der Dorsalseite des Fußes. Die Finger auf dem medialen, der Daumen auf dem lateralen Fußrand. Die Finger proximal der Articulationes metatarsaephalangeae.
Proximal: Lumbrikalgriff, medioventral auf dem Oberschenkel.

Stretchreflex. Die proximale Hand dehnt in Innenrotation, Extension, Abduktion und Elongationsrichtung der Hüfte. Die distale Hand in Extension des Knies und in die Plantarflexion, Eversion, Elongation des Fußes.

Normal timing. Zuerst Dorsalflexion und Inversion des Fußes, danach Flexion des Knies und Flexion – Adduktion – Außenrotation im Hüftgelenk.

Kommando. „Knie beugen."

70

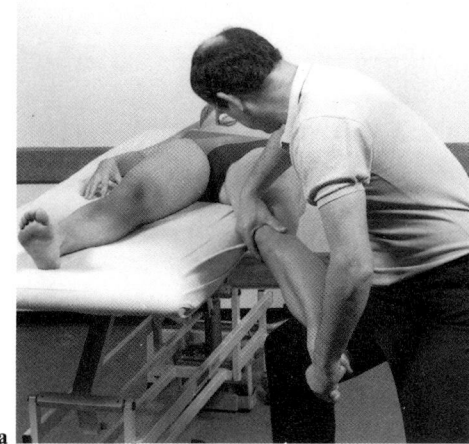
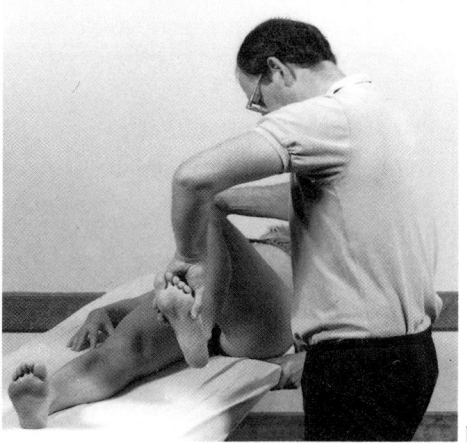
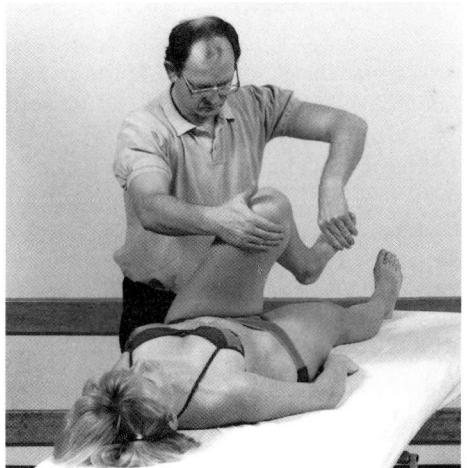

Abb. 52 a-c. Bein: Flexion – Adduktion – Außenrotation mit Knieflexion

Körperstellung und -bewegung. Der Therapeut steht mit dem Gesicht zum Patienten. Das innere Bein steht hinten. Während der Bewegung macht der Therapeut einen Schritt vorwärts und hängt sich so an das Bein des Patienten.

Endstellung. Maximale Dorsalflexion und Inversion des Fußes. Maximale Knie- und Hüftflexion; submaximale Hüftaußenrotation und -adduktion. Der Unterschenkel kreuzt die Mittellinie des Körpers und liegt etwa parallel zur Sagittalebene.

Beachte!
- Eventuell das Bein schon auf dem Tisch rotieren.
- Widerstand gegen die Knieflexion.
- Knieflexion über die ganze Bewegungsbahn verteilen.
- Die Ferse des Patienten bewegt sich flach über den Behandlungstisch in Richtung des Tubers.

4.1.9 Flexion – Adduktion – Außenrotation mit Knieextension (Abb. 53)

Gelenk	Bewegung	Muskeln
Pelvis	Anteriore Elevation	Schräge Bauchmuskeln
Hüfte	Flexion, Adduktion, Außenrotation	M. psoas, M. iliacus, M. obturatorius externus, M. adductor longus et brevis, M. sartorius
Knie	Extension	M. rectus femoris, M. vastus medialis
Fuß	Dorsalflexion	M. tibialis anterior
Zehen	Dorsalflexion	M. extensor hallucis longus et brevis, M. extensor digitorum longus et brevis, M. interossei dorsales

Ausgangsstellung. Maximale Hüftinnenrotation, submaximale Extension und Abduktion. Maximale Kniebeugung und Plantarflexion/Eversion des Fußes.

Griffe. *Distal:* Lumbrikalgriff auf der Dorsalseite des Fußes. Die Finger auf dem medialen, der Daumen auf dem lateralen Fußrand. Die Finger proximal der Articulationes metatarsaephalangeae.
Proximal: Lumbrikalgriff medioventral auf dem Oberschenkel.

Stretchreflex. Die proximale Hand dehnt in Innenrotations-, Extensions-, Abduktions-, Elongationsrichtung der Hüfte. Die distale Hand dehnt das Knie in Flexion und den Fuß in Plantarflexion/Eversion.

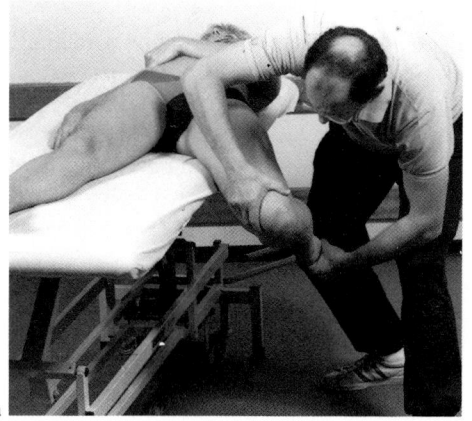 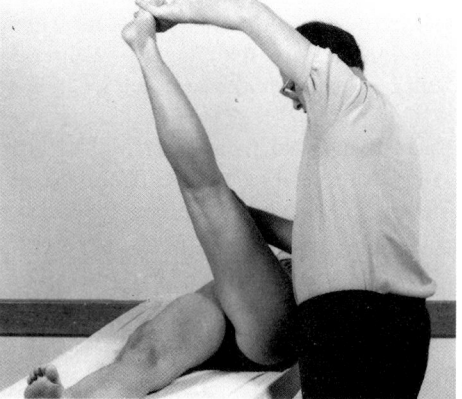

a   b

Abb. 53a, b. Bein: Flexion – Adduktion – Außenrotation mit Knieextension

Normal timing. Zuerst Dorsalflexion und Inversion. Danach gleichzeitig Knieextension und Hüftflexion, -adduktion, -außenrotation.

Kommando. „Knie ausstrecken."

Körperstellung und -bewegung. Der Therapeut steht mit dem Rücken zum Patienten. Sobald die Bewegung angefangen hat, dreht er sich schnell auf den Vorfüßen zum Patienten hin.

Endstellung. Maximale Dorsalflexion, Inversion des Fußes. Maximale Knieextension, Hüftflexion und Hüftaußenrotation. Submaximale Hüftadduktion. Das Bein kreuzt die Mittellinie.

Beachte!
- Eventuell das Bein auf der Bank rotieren.
- Bewegung unter Zug ausführen.
- Die Knieextension wird über das ganze Muster verteilt (proximaler Widerstand und Stretch sehr wichtig).

4.1.10 Extension – Abduktion – Innenrotation (Abb. 54)

Gelenk	Bewegung	Muskeln
Pelvis	Posteriore Depression	Schräge Bauchmuskeln der anderen Seite
Hüfte	Extension, Abduktion, Innenrotation	M. glutaeus medius et minimus
Knie		M. quadriceps
Fuß	Plantarflexion, Eversion	M. peronaeus longus, M. gastrocnemius (lat.) M. soleus (lat.).
Zehen	Plantarflexion	M. flexor hallucis longus et brevis, Mm. interossei plantares, M. flexor digitorum longus et brevis, M. quadratus plantae

Ausgangsstellung. Maximale Flexion und Außenrotation, submaximale Adduktion (das Bein kreuzt die Mittellinie). Maximale Dorsalflexion und Pronation des Fußes.

Griffe. *Distal:* Lumbrikalgriff (geschlossen). Daumen und Daumenballen unter die Articulationes metatarsaephalangeae. Unterarm an der Außenseite und proximal der Ferse.
Proximal: Unterarm supiniert, die Hand dorsolateral am Oberschenkel.

Stretchreflex. Die distale Hand dehnt in Dorsalflexion/Inversion und gibt außerdem eine sehr gute Elongation durch Zug des Unterarms am Malleolus lateralis nach distal.

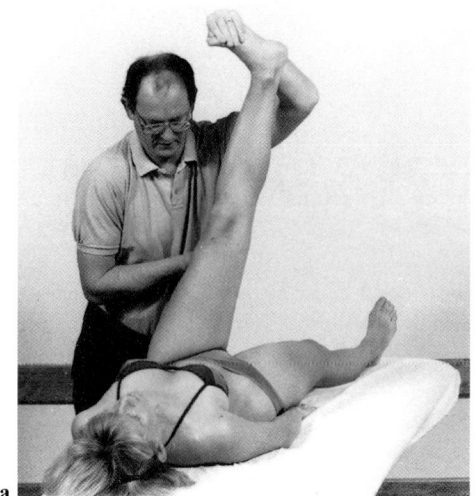
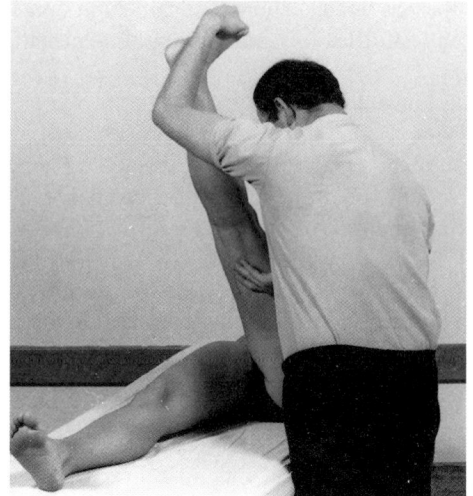

a

b

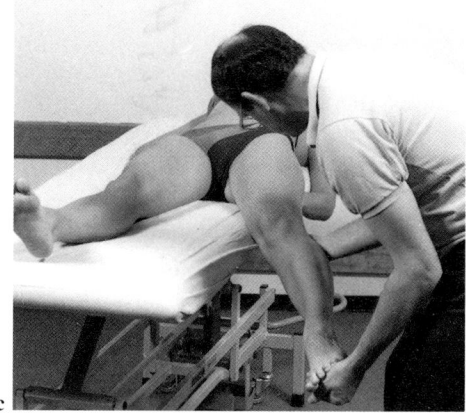

c

Abb. 54a–c. Bein: Extension – Abduktion – Innenrotation

Die proximale Hand dehnt in Flexion, Adduktion, Außenrotation und Elongationsrichtung.

Normal timing. Zuerst Plantarflexion und Eversion, danach Extension, Abduktion und Innenrotation des Beines.

Kommando. „Fuß runter . . . Ferse raus."

Körperstellung und -bewegung. Das innere Bein des Therapeuten ist hinten. Während der Bewegung verlagert der Therapeut sein Gewicht auf das hintere Bein. Eventuell macht er noch einen Schritt rückwärts.

Endstellung. Maximale Bewegung in Sprung- und Zehengelenken, submaximale Bewegungsausschläge im Hüftgelenk in allen Richtungen.

74

Beachte!
- Gute Verlängerung durch Zug des distalen Armes.
- In Endstellung nicht zuviel Innenrotation und Extension zulassen (Lordose).
- Genügend Widerstand am Oberschenkel für die Hüftextension und Abduktion geben.

Andere Ausführung. Eventuell Approximation während der letzten 30° Hüftextension.

4.1.11 Extension – Abduktion – Innenrotation mit Knieflexion (Abb. 55)

Gelenk	Bewegung	Muskeln
Pelvis	Posteriore Depression	Schräge Bauchmuskeln der anderen Seite
Hüfte	Extension, Abduktion, Innenrotation	M. glutaeus medius et minimus
Knie	Flexion	M. semitendinosus, M. semimembranosus, M. popliteus
Fuß	Plantarflexion, Eversion	M. peronaeus longus et brevis, M. gastrocnemius (lat.), M. soleus (lat.)
Zehen	Plantarflexion	M. flexor hallucis longus et brevis, Mm. interossei plantares, M. flexor digitorum longus et brevis

Ausgangsstellung. Maximale Hüftflexion und Außenrotation. Submaximale Adduktion (das Bein kreuzt die Mittellinie). Maximale Kniestreckung und Dorsalflexion/Inversion des Fußes.

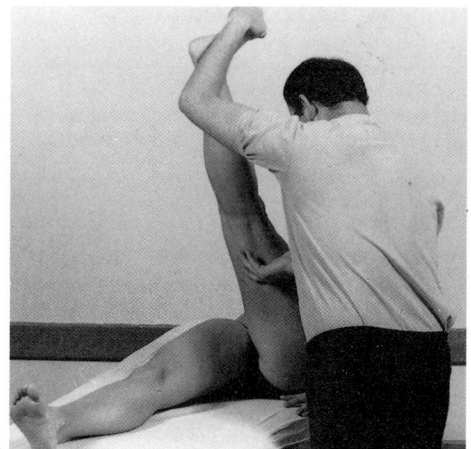 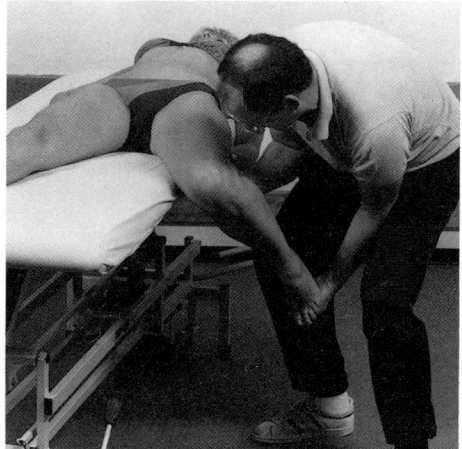

a   b

Abb. 55 a, b. Bein: Extension – Abduktion – Innenrotation mit Knieflexion

Griffe. *Distal:* Lumbrikalgriff, geschlossen. Daumen und Daumenballen unter die Articulationes metatarsophalangeae. Den Unterarm an der Außenseite, proximal der Ferse ansetzen.

Proximal: Der Unterarm ist supiniert, die Hand liegt dorsolateral am Oberschenkel.

Stretchreflex. Die distale Hand dehnt am Fuß in Dorsalflexion und Inversion. Durch den Unterarm gibt der Therapeut wieder eine gute Elongation des Beins und zusätzlich Stretch am Knie in Extension. Die proximale Hand dehnt in Flexion, Adduktion, Außenrotation und Elongationsrichtung.

Normal timing. Zuerst Plantarflexion und Pronation des Fußes. Danach Hüftstreckung, Abduktion und Innenrotation. Die Knieflexion verläuft gleichmäßig über das ganze Muster.

Kommando. „Fuß runter ... und beugen."

Körperstellung und -bewegung. Das innere Bein des Therapeuten ist hinten. Während der Bewegung verlagert er sein Gewicht auf das hintere Bein und dreht sich mit dem Rücken zum Patienten.

Endstellung. Maximale Flexion der Fußgelenke und des Knies. Submaximaler Bewegungsausschlag im Hüftgelenk in allen drei Ebenen.

Beachte!
- Gute Verlängerung in der Ausgangsstellung.
- In der Endstellung nicht zuviel Innenrotation und Extension zulassen (Lordose).
- Genügend Widerstand am Oberschenkel für die Hüftextension und -abduktion geben.
- Guten Widerstand gegen die Kniebeugung geben.

4.1.12 Extension – Abduktion – Innenrotation mit Knieextension (Abb. 56)

Gelenk	Bewegung	Muskeln
Pelvis	Posteriore Depression	Schräge Bauchmuskeln der anderen Seite
Hüfte	Extension, Abduktion, Innenrotation	M. glutaeus medius et minimus
Knie	Extension	M. vastus intermedius, M. rectus femoris, M. vastus lateralis
Fuß	Plantarflexion, Eversion	M. peronaeus longus et brevis, M. gastrocnemius (lat.), M. soleus (lat.)
Zehen	Plantarflexion	M. flexor hallucis longus et brevis, Mm. interossei plantares, M. flexor digitorum longus et brevis

76

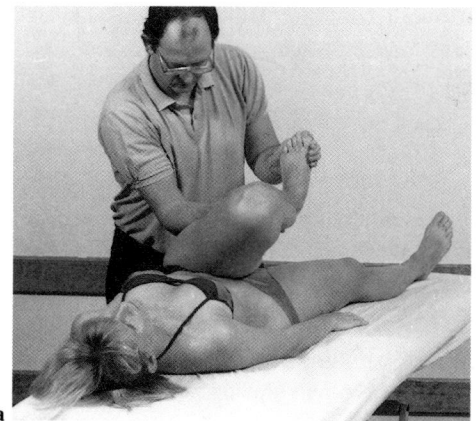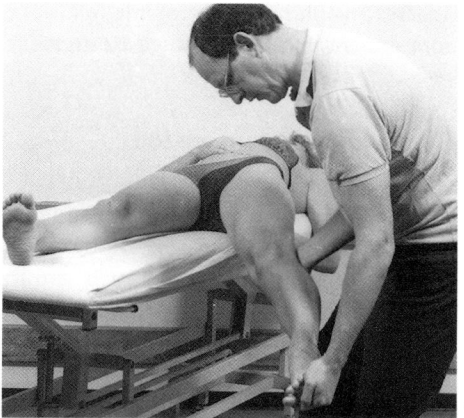

a   b

Abb. 56a, b. Bein: Extension – Abduktion – Innenrotation mit Knieextension

Ausgangsstellung. Maximale Hüftflexion, submaximale Hüftadduktion und Außenrotation. Maximale Kniebeugung, Dorsalflexion, Inversion. Das Knie überquert die Körpermitte. Der Unterschenkel ist etwa parallel zur Sagittalebene.

Griffe. *Distal:* Lumbrikalgriff, geschlossen. Der Daumenballen gegen die Unterseite des Articulationes metatarsaephalangeae.
Proximal: Dorsolateral am Oberschenkel, der Unterarm ist supiniert.

Stretchreflex. Die proximale Hand dehnt gut in Flexion und in geringerem Ausmaß in Adduktions-/Außenrotationsrichtung. Die distale Hand dehnt in Dorsalflexion, Inversion am Fuß, außerdem den Quadriceps.

Normal timing. Zuerst Plantarflexion und Eversion des Fußes. Danach Extension – Abduktion – Innenrotation im Hüftgelenk. Das Knie streckt sich gleichmäßig über die ganze Bewegung.

Kommando. „Fuß runter – strecken."

Körperstellung und -bewegung. Das innere Bein des KG steht hinten. Während der Bewegung macht der Therapeut einen Schritt rückwärts und verlagert sein Gewicht auf das hintere Bein.

Endstellung. Maximales Bewegungsausmaß der Zehen- und Sprunggelenke. Submaximales Bewegungsausmaß im Hüftgelenk in allen Richtungen, Knieextension.

Beachte! In der Endstellung nicht zuviel Innenrotation und Extension zulassen. (Lordose).
Genügend Widerstand am Oberschenkel für die Hüftextension und -abduktion geben.
Die Ferse tritt flach über die Bank – nicht nach oben!

Andere Ausführung. Approximation während der letzten 30° Hüftextension, -abduktion, -innenrotation. Eventuell Restretch.

4.2 Beinmuster im Sitzen

Das Hauptziel dieser Ausgangsstellung ist das Fazilitieren der Muskeln, die Knie und Fuß bewegen. In geringerem Maße ist auch die Hüftmuskulatur betroffen. Daneben wird diese Ausgangsstellung auch gewählt, um Spastizität zu hemmen. Die Muster werden nach den zugehörigen Hüftbewegungen benannt.

Griffe: Beide Hände distal ermöglichen eine gute Fazilitation von Abduktion, Adduktion und Rotation. Eine Hand am Oberschenkel ist eventuell günstig zur Betonung der Hüftkomponente.

4.2.1 Flexion – Abduktion – Innenrotation mit Knieextension (Abb. 57)

Ausgangsstellung. Hüfte in Adduktion/Außenrotation. Maximale Kniebeugung. Plantarflexion, Supination des Fußes. Der Therapeut steht in der Diagonalen.

Griffe. Die gleichseitige Hand im Lumbrikalgriff dorsal auf dem Fuß, proximal der Zehen. Die andere Hand mit dem Daumenballen auf der lateralen Seite der Ferse.

Normal timing. Fuß und Zehen in Dorsalflexion und Pronation. Danach Extension des Knies. Im Hüftgelenk fast nur Innenrotation.

Kommando. „Fuß hoch und Ferse raus."

Andere Griffe. Die ungleichseitige Hand volarlateral auf dem Oberschenkel (M. vastus lateralis).

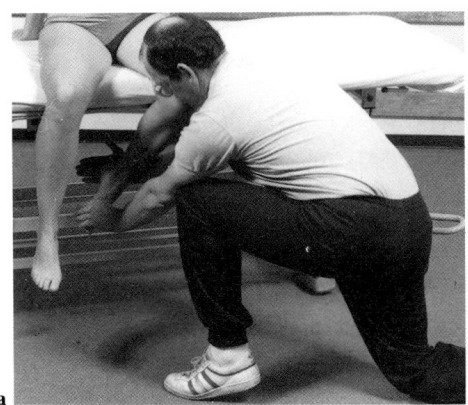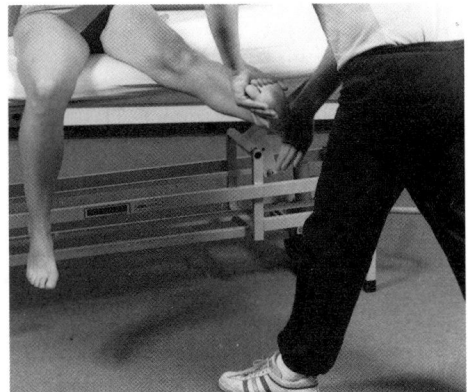

a   b

Abb. 57 a, b. Bein: Flexion – Abduktion – Innenrotation mit Knieextension im Sitzen

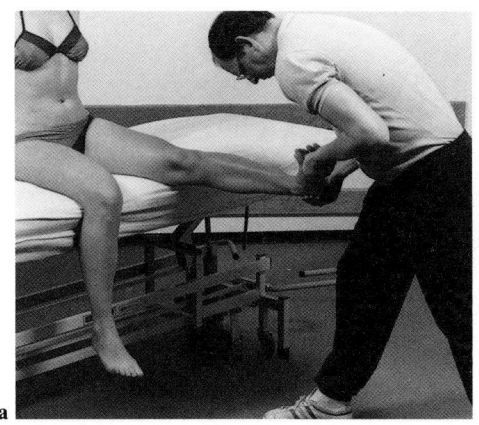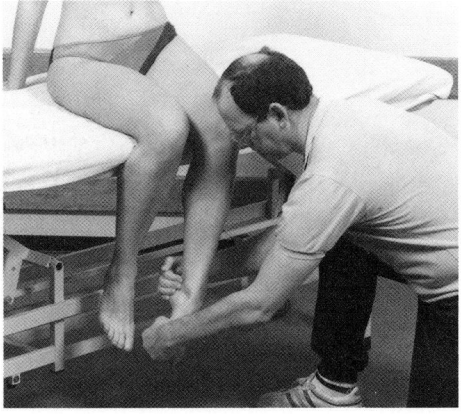

a   b

Abb. 58a, b. Bein: Extension – Adduktion – Außenrotation mit Knieflexion im Sitzen

4.2.2 Extension – Adduktion – Außenrotation mit Knieflexion (Abb. 58)

Ausgangsstellung. Die Hüfte in Flexion/Abduktion/Innenrotation mit Kniestreckung. Der Fuß in Dorsalflexion/Eversion. Der Therapeut steht in der Diagonalen.

Griffe. Die gleichnamige Hand in Supination, lumbrikal unter dem Vorfuß. Die ungleichnamige Hand gibt mit den Fingern flächigen Widerstand gegen die mediale Seite der Ferse.

Normal timing. Der Fuß bewegt sich in Plantarflexion – Inversion mit Plantarflexion der Zehen. Das Knie beugt sich. Im Hüftgelenk Außenrotation, die Hüftadduktoren und -extensoren spannen sich an.

Kommando. „Fuß runter, Ferse nach innen."

Andere Griffe. Die ungleichnamige Hand gibt dorsomedial am Oberschenkel Widerstand.

Beachte! Die Hüftextensoren müssen sich anspannen.

4.2.3 Flexion – Adduktion – Außenrotation mit Knieextension (Abb. 59)

Ausgangsstellung. Maximale Kniebeugung. Plantarflexion und Pronation des Fußes. Die Hüfte in Abduktion und submaximaler Innenrotation. Der Therapeut sitzt in der Diagonalen.

Griffe. Die ungleichnamige Hand im Lumbrikalgriff auf der dorsalen Seite des Fußes, proximal der Zehen. Die gleichnamige Hand mit dem Daumenballen medial der Ferse.

79

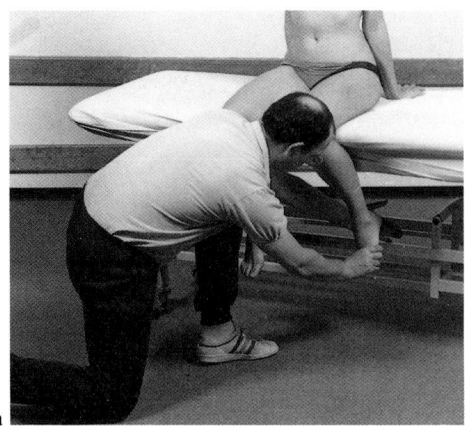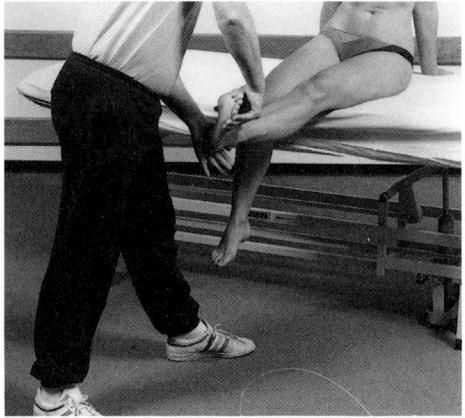

a   b

Abb. 59 a, b. Bein: Flexion – Adduktion – Außenrotation mit Knieextension im Sitzen

Normal timing. Zehenextension, Dorsalflexion und Inversion. Knieextension und Flexion – Adduktion – Außenrotation im Hüftgelenk.

Kommando. „Fuß hoch, Ferse nach innen."

Beachte! Hüftbeugung, keine Hüftstreckung.

Andere Griffe. Die gleichnamige Hand kann auch medial am Oberschenkel Widerstand geben (M. vastus medialis).

4.2.4 Extension – Abduktion – Innenrotation mit Knieflexion (Abb. 60)

Ausgangsstellung. Adduktion/Außenrotation der Hüfte. Knieextension und Dorsalflexion/Inversion des Fußes.

Griffe. Die ungleichnamige Hand medial plantar am Fuß im Lumbrikalgriff. Die gleichnamige Hand auf der lateralen Seite der Ferse.

Normal timing. Plantarflexion und Eversion des Fußes mit Plantarflexion der Zehen. Abduktion und submaximale Innenrotation im Hüftgelenk mit Anspannung der Extensoren. Die Knieflexion verläuft gleichmäßig mit den Hüftkomponenten.

Kommando. „Fuß runter, Ferse nach außen."

Beachte! Der Patient führt eine Hüftextension aus, keine Hüftflexion.

Andere Griffe. Die gleichnamige Hand dorsolateral am Oberschenkel.

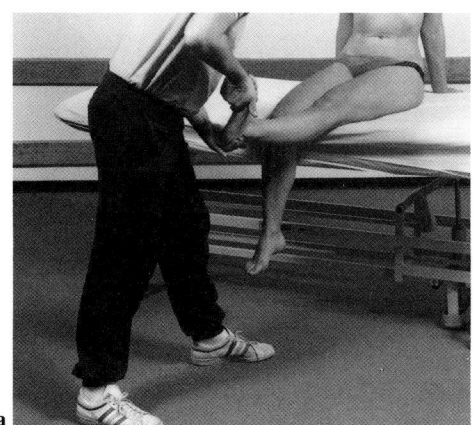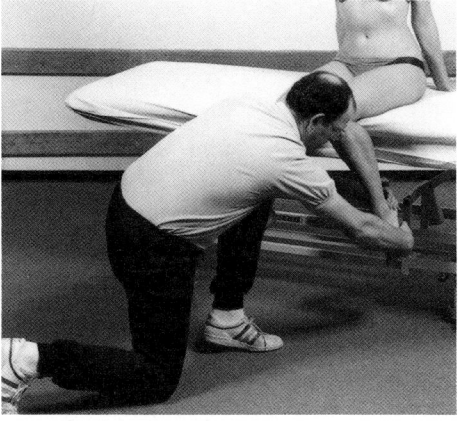

a   b

Abb. 60 a, b. Bein: Extension – Abduktion – Innenrotation mit Knieflexion im Sitzen

4.2.5 Bilaterale Beinmuster im Sitzen und in Rückenlage

Die Beinmuster können auch bilateral in den genannten Ausgangsstellungen ausgeführt werden.

Bilateral symmetrisch. Gleiche Diagonale und gleiche Bewegungsrichtung.
Flexion – Abduktion – Innenrotation (Abb. 61).
Extension – Adduktion – Außenrotation (Abb. 62).
Flexion – Adduktion – Außenrotation.
Extension – Abduktion – Innenrotation.

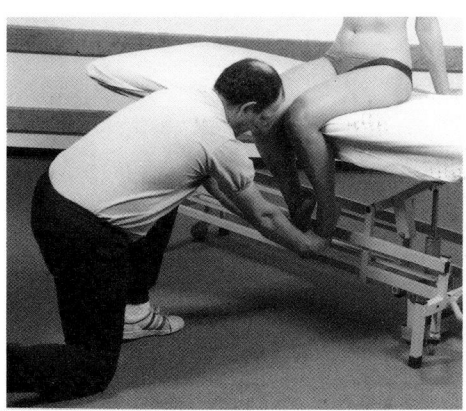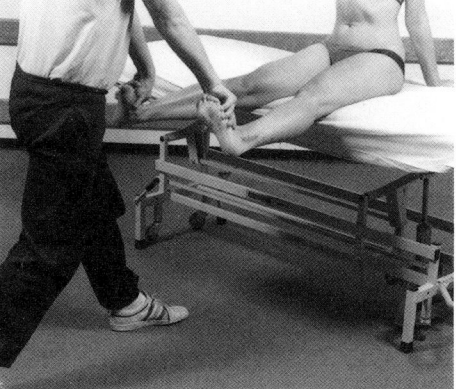

a   b

Abb. 61 a–d. Beine: Flexion – Abduktion – Innenrotation. **a, b** Im Sitzen

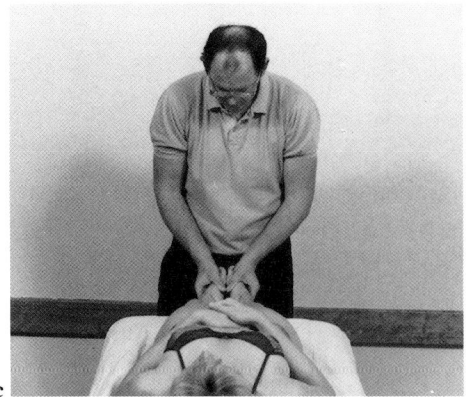
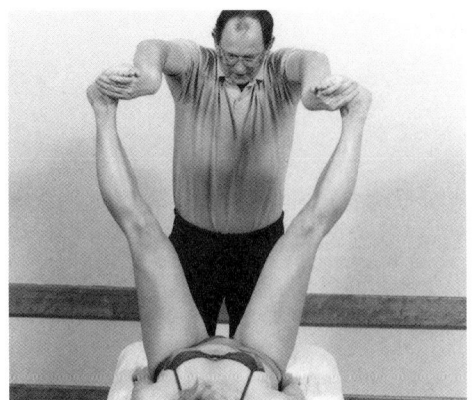

c   d

Abb. 61 c, d. Beine: Flexion – Abduktion – Innenrotation in Rückenlage

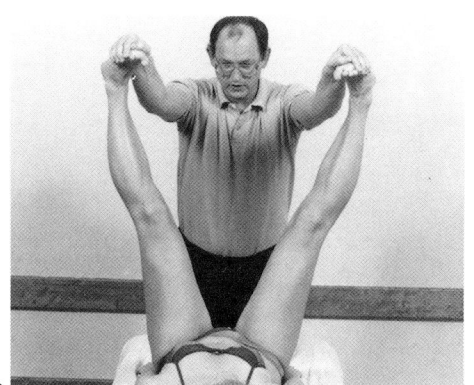
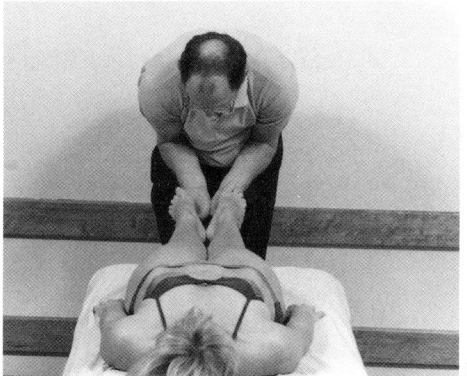

a   b

Abb. 62 a, b. Beine: Extension – Adduktion – Außenrotation

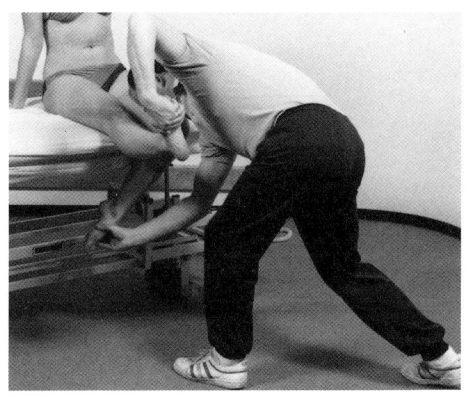

Abb. 63. Ausgangsstellung. Rechtes Bein: Extension – Abduktion – Innenrotation mit Knieflexion. Linkes Bein: Flexion – Abduktion – Innenrotation mit Knieextension

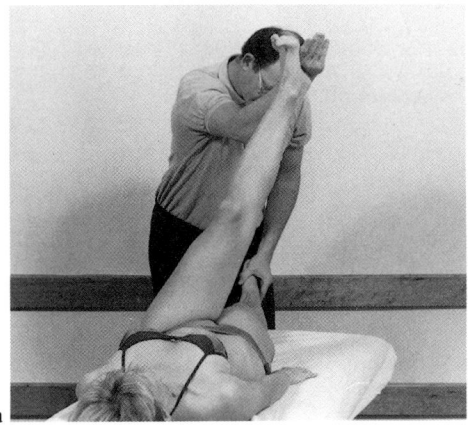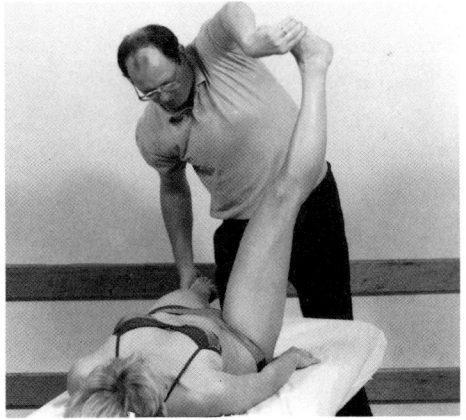

a   b

Abb. 64a, b. Rechtes Bein: Flexion – Abduktion – Innenrotation. Linkes Bein: Extension – Abduktion – Innenrotation

Bilateral symmetrisch reziprok. Gleiche Diagonale, aber in entgegengesetzter Richtung.
Flexion – Abduktion – Innenrotation und Extension – Adduktion – Außenrotation (Abb. 63).
Flexion – Adduktion – Außenrotation und Extension – Abduktion – Innenrotation.

Bilateral asymmetrisch. Gleiche Richtung, aber unterschiedliche Diagonalen.
Flexion – Abduktion – Innenrotation und Flexion – Adduktion – Außenrotation.
Extension – Adduktion – Außenrotation und Extension – Abduktion – Innenrotation.

Bilateral asymmetrisch reziprok. Verschiedene Diagonalen in entgegengesetzter Richtung.
Flexion – Abduktion – Innenrotation und Extension – Abduktion – Innenrotation (Abb. 64).
Flexion – Adduktion – Außenrotation und Extension – Adduktion – Außenrotation.
Jeweils zusätzliche Varianten mit Kniebeugung oder -streckung.

4.3 Beinmuster in Bauch- und Seitenlage

Die Muster sind im Prinzip in beiden Ausgangsstellungen die gleichen. Sie können sowohl gestreckt, als auch mit der Kniebeugung oder -streckung ausgeführt werden.

Der Therapeut muß die entstehenden Nachteile, z. B. eingeschränktes Bewegungsausmaß, vor allem der Flexionspattern und eingeschränkte visuelle Kontrolle, gegen die Vorteile dieser Ausgangsstellungen abwägen. So eröffnet der verkürzte Bewegungsweg die Möglichkeit, die Hüftabduktion (vor allem in Seitenlage) und die Hüftextension (vor allem in Bauchlage) ganz gezielt zu trainieren.

Griffe: Bei den Beinmustern in Bauchlage greifen beide Hände meist distal (Fußsohle und Ferse).

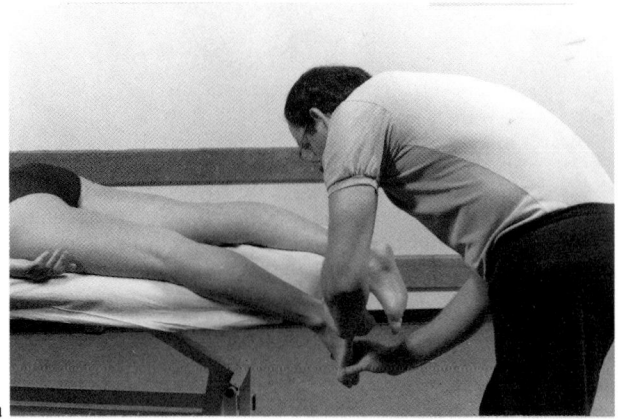

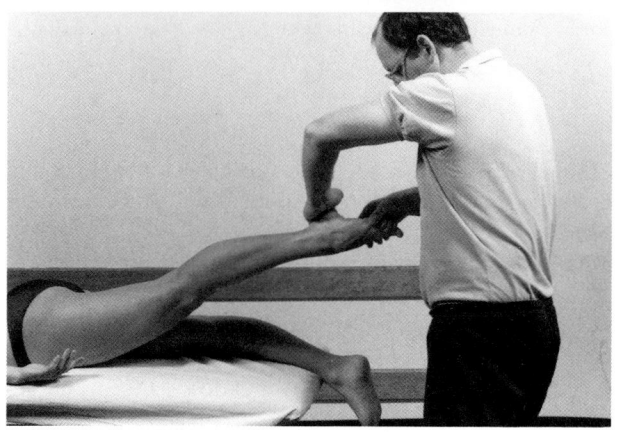

Abb. 65a, b. Bein: Extension – Adduktion – Außenrotation in Bauchlage

4.3.1 Extension – Adduktion – Außenrotation (Abb. 65)

Ausgangsstellung. Der Therapeut steht in der Diagonalen. Das Bein in Hüftabduktion/ Innenrotation, der Fuß in Dorsalflexion/Eversion.

Griffe. Die ungleichnamige Hand auf der Fußsohle, die andere Hand auf der Innenseite der Ferse.

Normal timing. Der Fuß zieht in Plantarflexion, im Hüftgelenk Extension – Adduktion – Außenrotation.
Zur besseren räumlichen Vorstellung: Die Ferse zeigt bei Adduktion ebenfalls nach innen und umgekehrt.

4.3.2 Extension – Abduktion – Innenrotation

Ausgangsstellung. Hüftadduktion, -außenrotation.

Griffe. Die ungleichnamige Hand im Lumbrikalgriff auf der Fußsohle, die andere Hand an der Lateralseite der Ferse.

Normal timing. Plantarflexion, Pronation. Die Ferse rotiert nach lateral. Hüftextension, -abduktion.

4.3.3 Flexion – Abduktion – Innenrotation mit Knieextension

Ausgangsstellung. Hüfte in Extension (Bank) – Adduktion – Außenrotation. Das Knie in maximaler Flexion.

Griffe. Die eine Hand an der Lateralseite der Ferse. Die andere Hand lumbrikal auf die Dorsalseite des Fußes.

Normal timing. Der Fuß leitet die Bewegung mit Dorsalflexion, Pronation ein. Der Therapeut steht so, daß die Ferse bei Eversion – Abduktion auf ihn zukommt.

4.3.4 Flexion – Adduktion – Außenrotation mit Knieextension (Abb. 66)

Griffe. Die ungleichnamige Hand an der Innenseite der Ferse, die gleichnamige auf der Dorsalseite des Fußes.

Normal timing. Dorsalflexion – Eversion des Fußes. Das Knie extendiert. Der Therapeut steht wieder so, daß die Ferse durch die Außenrotations-/Adduktionskomponente auf ihn zukommt.

Beachte! Die Hüftextension geht mit Plantarflexion einher, die Hüftflexion mit Dorsalflexion. Bilaterales Ausführen der Muster ist günstig.

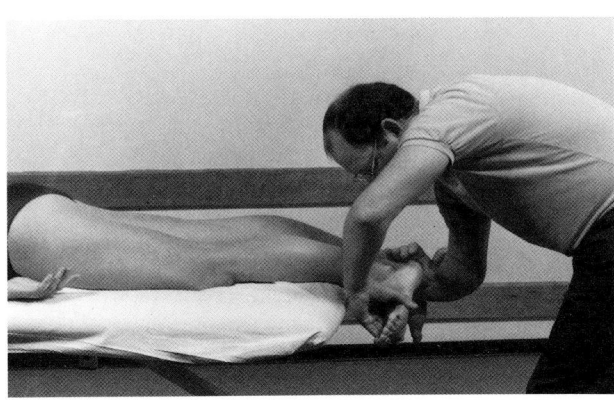

Abb. 66. Bein: Flexion – Adduktion – Außenrotation mit Knieextension in Bauchlage (Endstellung)

4.3.5 Beinmuster in Seitenlage (Abb. 67 und 68)

Extension – Abduktion – Innenrotation (Abb. 67)
Man sieht deutlich die gute Fazilitation der Hüftabduktion und -extension. Vorsicht vor zu starker Lordose (Abb. 67 b)! Die proximale Hand kann auch supiniert greifen.

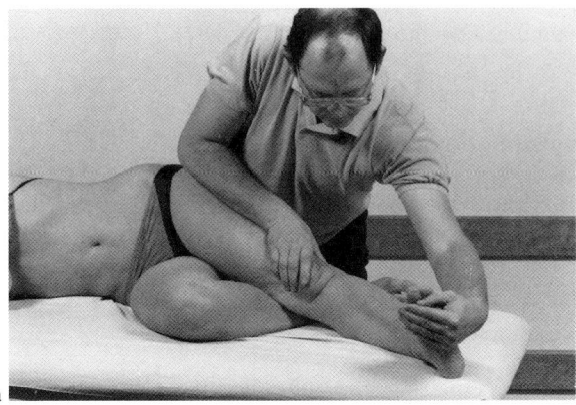

a

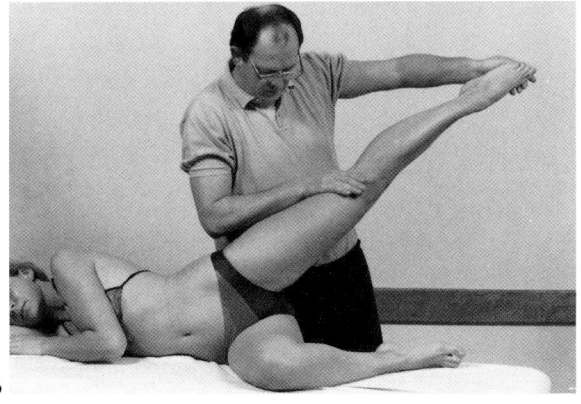

b

Abb. 67a, b. Bein: Extension – Abduktion – Innenrotation in Seitenlage

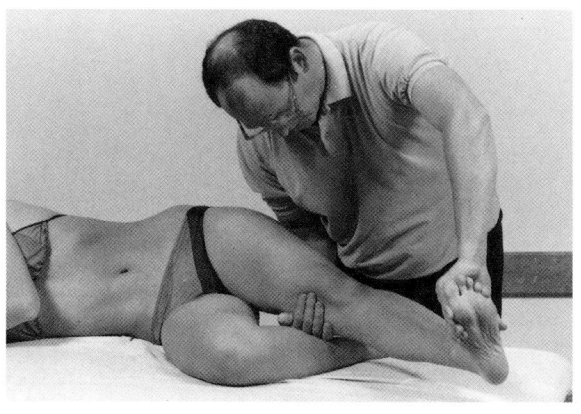

Abb. 68. Bein: Flexion – Adduktion – Außenrotation in Seitenlage

86

Flexion - Adduktion - Außenrotation (Abb. 68)

Der Weg in die Flexion ist eingeschränkt. Die Adduktion wird durch die Schwerkraft stark unterstützt. Die proximale Hand kann auch von unten in Supination auf die Adduktion greifen.

Zusammen mit den zugehörigen Skapula- oder Skapula-Arm-Pattern sind diese beiden Beinpattern sehr günstig, um das Gehen schon auf der Bank zu fazilitieren!

4.4 Bilaterale Beinmuster für den Rumpf

Man kann Beinmuster zur Fazilitation des Rumpfes einsetzen. Sie werden immer bilateral und immer asymmetrisch ausgeführt. Ziel ist es, durch Einsatz der stärkeren Beinmuskeln den unteren Rumpfbereich zu fazilitieren.

4.4.1 Untere Rumpfflexionsmuster (Abb. 69-71)

Ausgangsstellung. Der Patient liegt am Rand des Behandlungstisches. Das dem Therapeuten zugewandte Bein ist in Extension/Abduktion/Innenrotation, das andere entsprechend in Extension/Adduktion/Außenrotation. Das Becken des Patienten liegt gerade, die Beine nicht zu stark in Extension (Lordose) (Abb. 69 a).

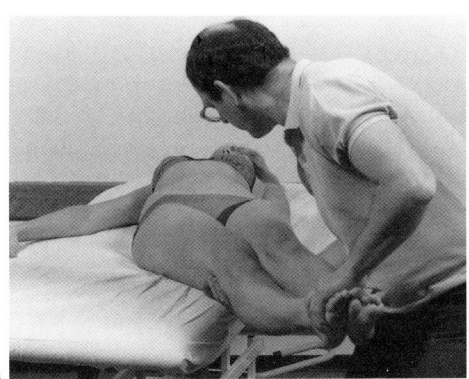
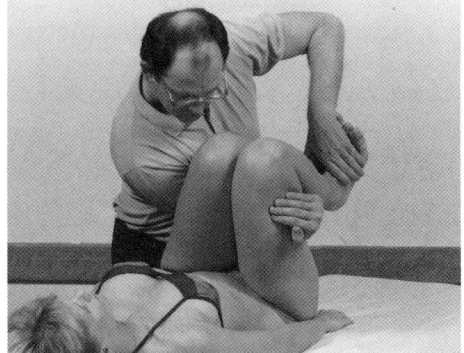

a b

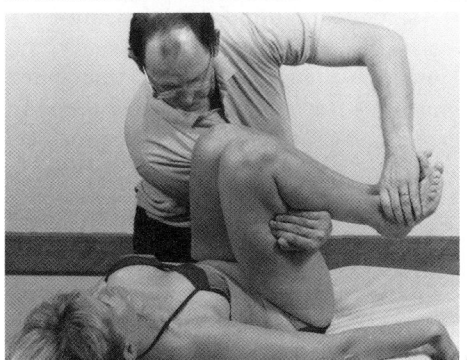

c

Abb. 69 a–c. Unteres Rumpfflexionsmuster

Griffe. *Proximale Hand:* Der Arm des Therapeuten greift unter den Unterschenkeln des Patienten hindurch.
Distale Hand: Sie liegt dorsal auf den Füßen und hält diese zusammen.

Elongated state. Dehne in Längsrichtung der Beine und sorge für eine gute Verlängerung der kontralateralen Rumpfseite.

Normal timing. Die Bewegung beginnt an den Füßen, dann folgen die Hüft- und Rumpfkomponenten. Die Bewegungen werden unter Zug ausgeführt.

Beachte! Die Bauchmuskeln müssen sofort anspringen, sonst zieht sich der Patient in eine Hyperlordose!

Endstellung. Das dem Therapeuten zugewandte Bein in Flexion – Adduktion – Außenrotation. Das andere Bein in Flexion – Abduktion – Innenrotation.

Endstellung I: Maximale Hüftbeugung mit Rumpfrotation. Hier werden hauptsächlich die schrägen Bauchmuskeln fazilitiert (Abb. 69 b).

Endstellung II: Maximale Hüftbeugung mit maximaler Lateralflexion und Rotation. Hier wird besonders der M. quadratus lumborum fazilitiert. (Abb. 69 c).

Andere Ausführungsarten
- Knie gestreckt.
- Knie von Extension in Flexion.
- Knie von Flexion in Extension (Abb. 70).

Andere Ausgangsstellung. Die Durchführung im Sitzen dient als zusätzlicher Erschwerungsfaktor z. B. bei kräftigen Patienten (Abb. 71) oder zur Verbesserung der Rumpfstabilität.

Beachte! Das Wichtigste ist die Rumpffazilitation. Bei Anwendung der Technik „repeated contractions" muß der Drehpunkt im Rumpf liegen.

4.4.2 Untere Rumpfextensionsmuster (Abb. 72)

Ausgangsstellung. Das vom Therapeuten abgewandte Bein in Flexion/Abduktion/Innenrotation, das andere in Flexion/Adduktion/Außenrotation. Wenn der Schwerpunkt mehr auf der Rumpfextension oder auf der Lateralextension liegt, wird entsprechend entweder mehr in Rumpfbeugung angefangen oder mehr in Lateralflexion der kontralateralen Seite.

Griffe. *Proximale Hand:* Unter den Oberschenkeln hindurch auf der dorsolateralen Seite des vom Therapeuten abgewandten Beins. Die Oberschenkel ruhen in der Ellbeuge.
Distale Hand: Unter den Zehen beider Füße.

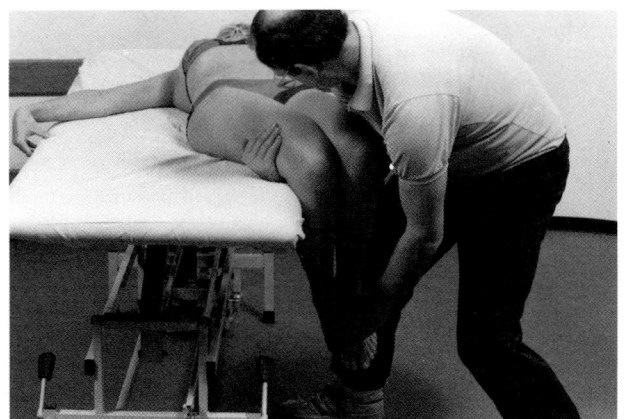

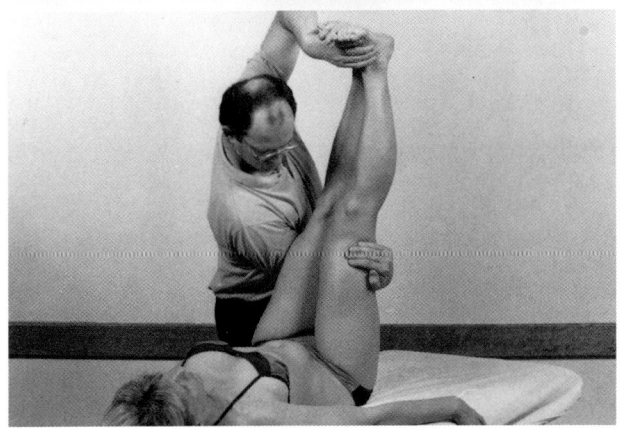

Abb. 70a, b. Unteres
Rumpfflexionsmuster mit
Kniebewegung von Flexion
in Extension

a

b

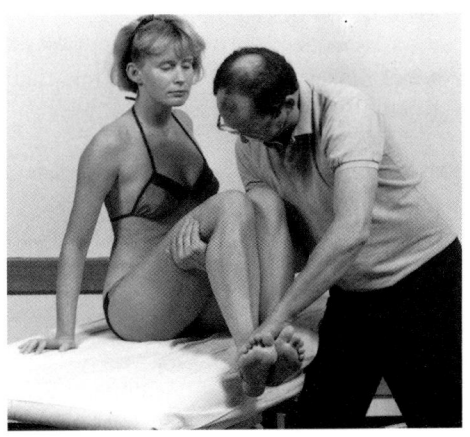

Abb. 71. Unteres Rumpfflexionsmuster im
Sitzen

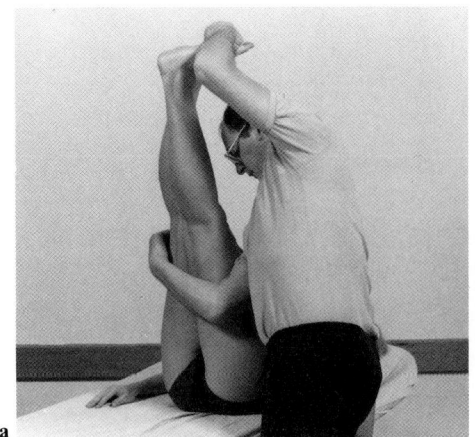

a

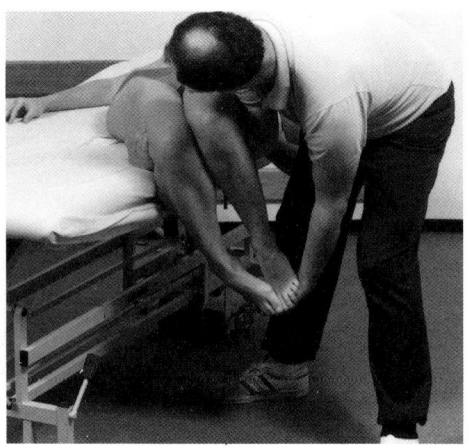

b

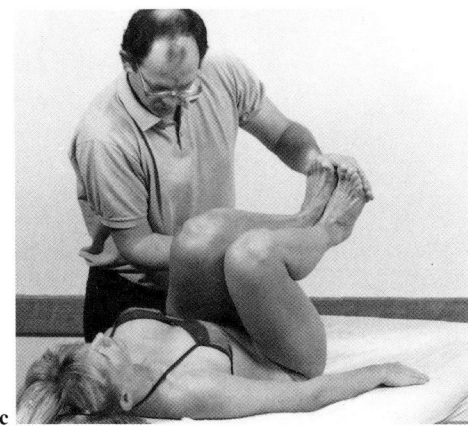

c

Abb. 72 a–c. Untere Rumpfextensionsmuster. **a** Ausgangsstellung mit gestreckten Knien. **b** Endstellung bei Kniebewegung von Extension in Flexion. **c** Ausgangsstellung bei Kniebewegung von Flexion in Extension

Elongated state. Abhängig vom Ziel mehr in Flexion – Rotation oder in Flexion – Lateralflexion des Rumpfs.

Normal timing. Zuerst Plantarflexion, danach Extension im Hüftgelenk mit Extension – Rotation des Rumpfes.

Endstellung. *Endstellung I:* Hüftextension mit verstärkter Rotationskomponente des Beckens. Keine Hyperlordose!
Endstellung II: Hüftextension mit vermehrter Lateralflexion des Rumpfs (M. quadratus lumborum).

Andere Ausführungsarten
– Knie gestreckt (Abb. 72 a),
– Knie von Extension in Flexion (Abb. 72 b),
– Knie von Flexion in Extension (Abb. 72 c)

Andere Ausgangsstellung. Die Durchführung in Bauchlage ist nur bei stärkeren Patienten zu benutzen, dann aber sehr entlastend für den Therapeuten.

Beachte! Am wichtigsten ist die Rumpffazilitation. Bei der Technik „Repeated contraction" muß der Drehpunkt im Rumpf liegen und nicht in den Hüften. Diese Muster sind sehr gut als Relaxationstechnik für den Rumpf geeignet. Wenn sie zur Muskelkräftigung eingesetzt werden, ist die Approximation sehr wichtig. Sie kann ebenso eine zu starke Lordosierung vermeiden helfen.

5 Kopf

Diese Muster werden vorzugsweise im Sitzen oder im Ellbogenstütz ausgeführt, seltener in Rückenlage, da die Nackenflexoren keine Antischwerkraftmuskeln sind, müssen sie in Rückenlage bei der Flexionsbewegung gegen die Schwerkraft üben; dies kann jedoch zur Stärkung des Rumpfs indiziert sein.

5.1 Flexion – Lateralflexion – Rotation nach links (Abb. 73 und 74)

Ausgangsstellung. Nicht zu starke Extension, submaximale Lateralflexion und Rotation nach rechts. Maximale Vordehnung bringt nur Nachteile (HWS!) und schlechte Anspannung der Muskulatur.

Griffe. Die linke Hand mit der Handwurzel auf dem Scheitel. Die Finger zeigen in die Diagonale. Zeige- und Mittelfinger der rechten Hand unter dem Kinn, links von der Mittellinie. Nur Kontakt mit der Endphalanx geben.

Normal timing. Zuerst das Kinn anziehen, dann den Hals beugen mit Lateralflexion und Rotation. Das Kinn leitet als distale Komponente die Bewegung ein.

Endstellung. Völlige Flexion, submaximale Rotation und Lateralflexion.

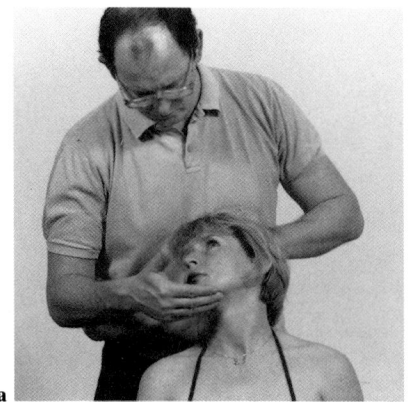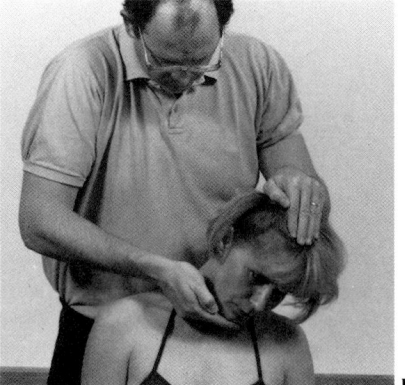

a   b

Abb. 73 a, b. Kopf: Flexion – Lateralflexion – Rotation nach links

92

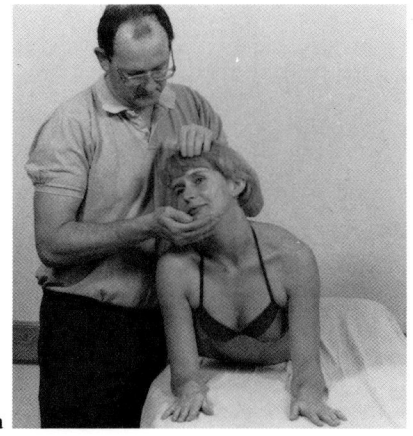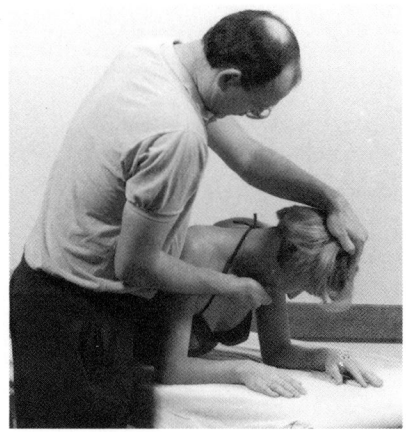

a   b

Abb. 74 a, b. Kopf: Flexion – Lateralflexion – Rotation nach links in Bauchlage

Körperstellung und -bewegung. Der Therapeut steht in der Diagonalen(!) und verlagert etwas seinen Oberkörper.

Beachte! Bei der Lateralflexionsbewegung kreuzt der Scheitel die Mittellinie. Die distale Hand nicht zu sehr lateral ansetzen, da sonst zuviel Rotation entsteht. Ohne ausreichende Lateralflexion und bei zuviel Rotation gerät der Patient schnell in die andere Diagonale.

5.2 Extension – Lateralflexion – Rotation nach rechts (Abb. 75 und 76)

Ausgangsstellung. Flexion, submaximale Lateralflexion und Rotation nach links.

Griffe. Die Endphalanx des rechten Daumens auf dem Kinn, lateral der Mittellinie. Die linke Hand liegt im Lumbrikalgriff auf dem Scheitel; die Finger in Richtung der Diagonalen. Nicht auf den Hinterkopf greifen, weil sonst zuviel Reklination provoziert wird.

Normal timing. Das Kinn bewegt sich zuerst hoch, danach Extension (nicht zu viel Reklination), Lateralflexion und Rotation der HWS.

Endstellung. Adäquate Extension, submaximale Lateralflexion und Rotation nach rechts.

Körperstellung und -bewegung. Der Therapeut steht in der Diagonalen (!) und verlagert sein Gewicht.

Beachte! Die Bewegung kann mit leichtem Stretchreflex (Vorsicht!!) eingeleitet werden. Zug fördert die Bewegung, und Approximation verstärkt die Extension bis in den Rumpf.

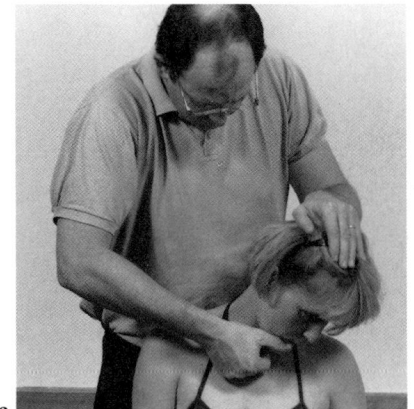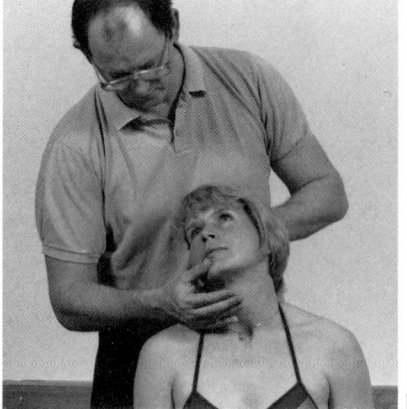

a   b

Abb. 75a, b. Kopf: Extension – Lateralflexion – Rotation nach rechts

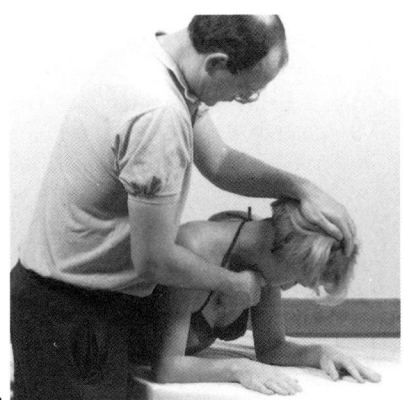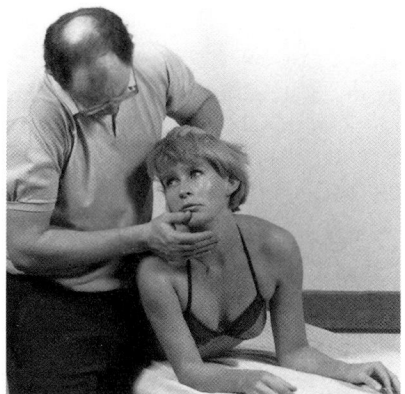

a   b

Abb. 76a, b. Kopf: Extension – Lateralflexion – Rotation nach rechts in Bauchlage

Allgemein

- Bei einem gesunden, starken Nacken: Den Nacken isometrisch zur Rumpfaktivierung benutzen.
- Bei einem guten Gebiß: Einen Spatel im Mund an einer Seite festklemmen lassen. Der Therapeut gibt an dem Stäbchen in Richtung der Diagonalen Widerstand.
- Nackenflexion zusammen mit Öffnen des Mundes.
- Nackenextension zusammen mit Schließen des Mundes.
- Bei der Arbeit aus dem Ellenbogenstütz ist darauf zu achten, daß der Patient seinen Schultergürtel aktiv aufrichtet und die Scapulae adduziert!

94

6 Rumpf

6.1 Rumpfmuster im Sitzen

Wir unterscheiden:

a) Stabilisation im Sitzen,
b) dynamische Rumpfmuster:
   - mit gestrecktem Rumpf und viel Hüftbewegung (für die Hüftmobilisation, bzw. Rumpfkontrolle),
   - mit viel Bewegung in der Wirbelsäule (für die Rumpfmuskeln).

6.1.1 Stabilisation im Sitz oder Langsitz (Abb. 77)

Stabilisation
Der Therapeut steht in der Diagonalen und gibt konstant Druck. Den Widerstand allmählich bis zum Maximum aufbauen, so daß der Patient gerade noch halten kann.

Danach den Widerstand allmählich abbauen. Beim Druck nach vorn sind beide Hände auf den Mm. supraspinati, beim Druck nach hinten auf den Mm. pectorales. Man kann auch die Rumpfrotation stabilisieren, dann liegt eine Hand vor, die andere hinter der Schulter. Den Widerstand bei gestreckten Armen mit dem Körper geben. Das Kommando lautet: „Dableiben" oder „Halten".

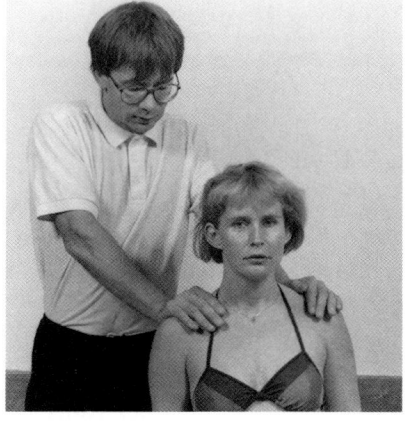 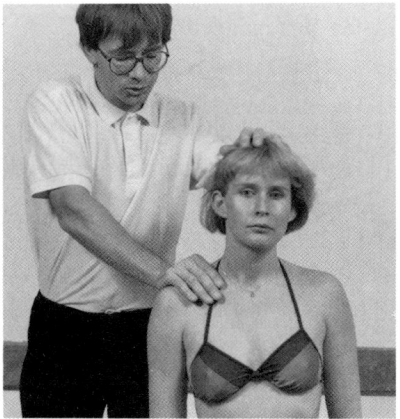

a   b

Abb. 77 a, b. Rumpf: Stabilisation im Sitzen

Wir können in folgende sechs Richtungen stabilisieren über Druck nach:

1)   links vorn,

2)   rechts vorn,

3)   rechts hinten,

4)   links hinten,

5)   Ratation nach links,

6)   Rotation nach rechts.

Stabilizing reversals

Beim Benutzen dieser Technik in der stärksten Diagonale beginnen. In die entgegengesetzte Richtung wechseln, ohne Entspannung und unter konstantem Druck. Kombinationsmöglichkeiten:

- 1) und 3),
- 2) und 4),
- 5) und 6).

Auch ein Wechsel der Diagonalen ist möglich, wenn der Patient eine bessere Rumpfkontrolle erlangt hat.

6.1.2 Dynamische Rumpfmuster

Auch hier wird an beiden Schultern Widerstand gegeben. Bei Flexion auf beiden Mm. pectorales, bei Extension auf den Mm. trapezii und Mm. supraspinati. Die 4 wichtigsten Bewegungen sind:

1) Flexion mit Rotation nach rechts,
2) Extension mit Rotation nach links,
3) Flexion mit Rotation nach links (Abb. 78),
4) Extension mit Rotation nach rechts (Abb. 79).

Die Bewegung soll aus guter Vordehnung der schrägen Bauchmuskeln oder der Rückenstrecker erfolgen. Der Abstand zwischen Schulter und kontralateraler Hüfte wird dabei verkleinert oder vergrößert (keine zu starke Rotation!), Stretchreflex kann gesetzt werden.

Einige zusätzliche Bemerkungen:

- Die Flexionsmuster können auch mit gekreuzten Armen des Patienten ausgeführt werden (Abb. 80).

96

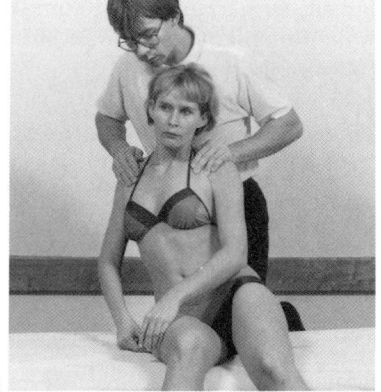 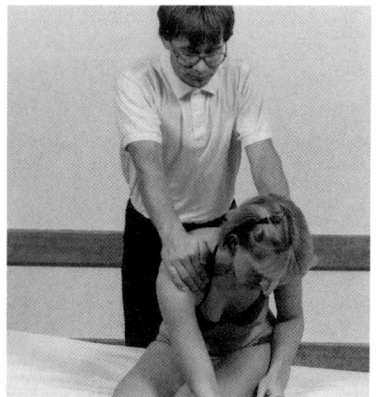

a   b

Abb. 78 a, b. Rumpf: Flexion mit Rotation nach links

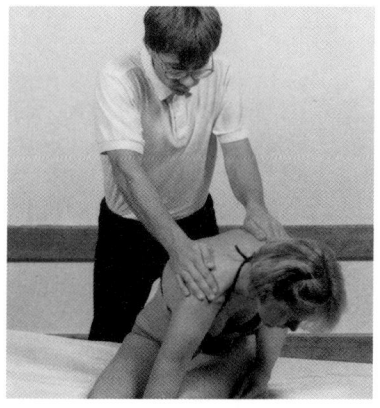 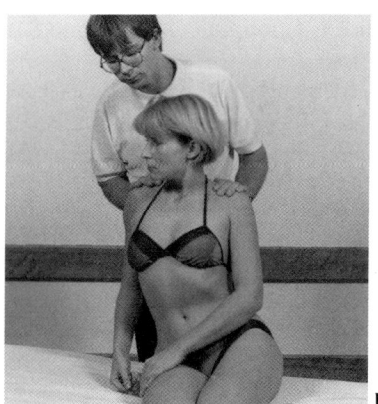

a   b

Abb. 79 a, b. Rumpf: Extension mit Rotation nach rechts

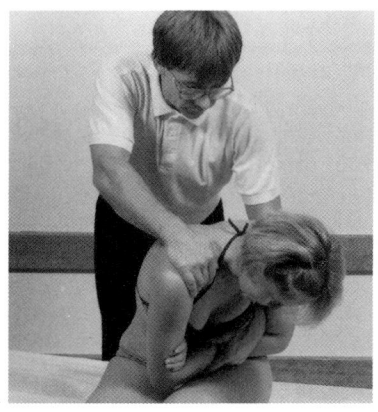 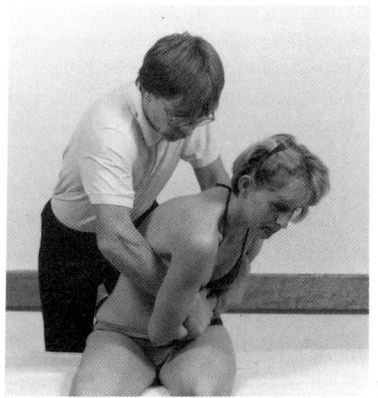

a   b

Abb. 80 a, b. Rumpf: Flexion mit gekreuzten Armen des Patienten

- Die dynamischen Rumpfmuster sind zur Verstärkung der Hüftmuskeln gut geeignet. Hierzu muß viel Widerstand gegen die Rumpfkomponente gegeben werden, bis das Reinforcement der zugehörigen Beinpattern erscheint.
- Anstatt hinter, kann man auch vor dem Patienten stehen.
- Die dynamischen Rumpfpattern können jeweils mit einem „Hold" enden.
- Der Patient muß beim Sitzen auf dem Behandlungstisch immer seine Füße auf dem Boden aufstützen können.

6.2 Chopping und Lifting

Dies sind Rumpfmuster, bei denen man zur Verstärkung Arm- und Kopfmuster benutzt. Chopping ist eine Übung für die obere Rumpfflexion, Lifting für die obere Rumpfextension. Sowohl für Lifting als auch für Chopping ist eine Umkehr möglich.

6.2.1 Chopping (Abb. 81 und 82)

Ziel. Die primäre Zusammensetzung ist das Beüben der oberen Rumpfbeuger. Diese Rumpfbeugung kann man z. B. auch zum Fazilitieren des Rollens und zum Aufsitzen aus der Rückenlage benutzen. Eine andere Variante ist das Reinforcement der Hüftbeuger, besonders stark beim Aufrichten zum Langsitz mit fast gestreckter Wirbelsäule.

Ausgangsstellung. Der dem Therapeuten zugewandte Arm ist in Flexion/Adduktion/Außenrotation. Die andere Hand greift supiniert das Handgelenk. Der Kopf ist in Extension/Lateralflexion/Rotation. Der Patient schaut auf seine Hände (Abb. 81 a)

Griffe. *Distale Hand:* Im Lumbrikalgriff auf der freien Hand des Patienten (wie beim Armmuster Extension – Abduktion – Innenrotation, s. 3.1.10).
Proximale Hand: Mit der Handinnenfläche auf der Stirn, die Finger zum Scheitel gerichtet.

Normal timing. Die Kopf- und Armbewegung bis zum Ende (!) ausführen lassen. Die Bauchmuskeln müssen sofort anspringen.

Körperstellung und -bewegung. Der Hauptwiderstand wird erst gegeben, wenn Kopf- und Armkomponente fast in Endstellung sind. Erst dann gibt der Therapeut einen „Hold" mit guter Approximation der Arme und dosiertem Widerstand am Kopf („Gewicht eines Fingers"); dabei setzt er seinen Körper als Widerlager ein.
    Restretch und wiederholte Approximation fazilitieren die Rumpfbeugung. Zum Rollen mehr seitlichen Widerstand geben, zum Aufsitzen mehr longitudinal an den Armen.

Kommando. „Zum Boden drücken." „Und ... rollen." „Und ... hochkommen."

Beachte! Sorge dafür, daß der Nacken völlig gebeut ist und gib besonders an den Armen Widerstand.
    Isometrische Spannung der Arme in Endstellung fazilitiert den Rumpf.

98

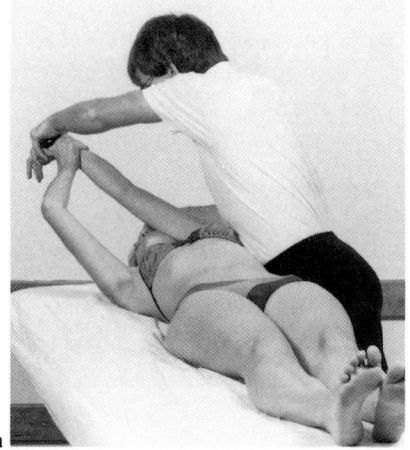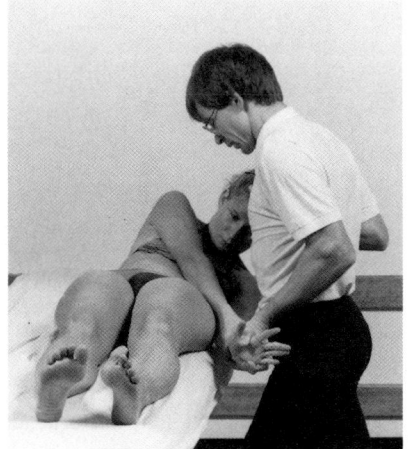

a   b

Abb. 81a, b. Rumpf: Chopping in Rückenlage

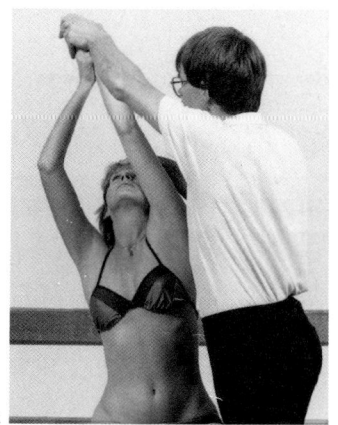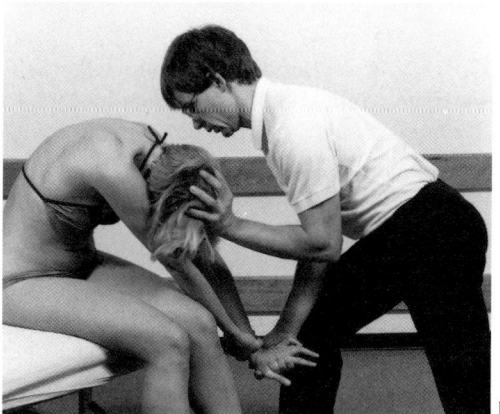

a   b

Abb. 82a, b. Rumpf: Chopping im Sitzen

Andere Ausführungen. Im Sitzen oder im Kniestand: Der Therapeut steht seitlich vom Patienten (Abb. 82). In Abb. 82 wird die Betonung der Endstellung gezeigt.

6.2.2 Lifting (Abb. 83–85)

Ziel. Das primäre Ziel ist das Beüben der oberen Rumpfstrecker mit Hilfe der stärkeren Arm- und Halsmuskeln. Daneben ist das Rollen auf den Rücken oder das Hochkommen zum Sitzen möglich. Im Langsitz sind die Hüftextensoren (mit gestrecktem Rumpf) zu fazilitieren.

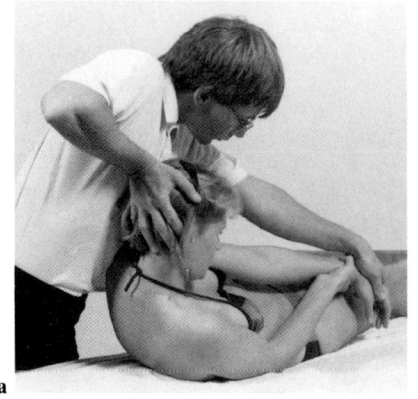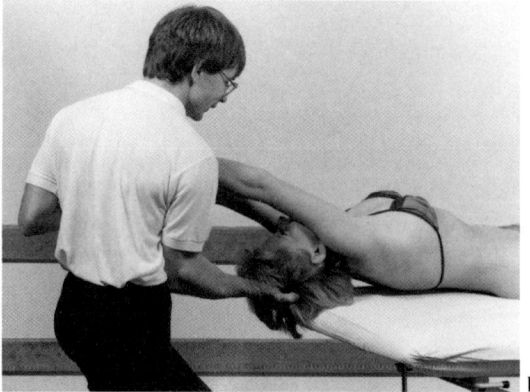

a b

Abb. 83 a, b. Rumpf: Lifting in Rückenlage

Ausgangsstellung. Rückenlage: Ein Arm in Extension/Adduktion/Innenrotation. Die andere Hand faßt in Supination dessen Handgelenk. Der Patient schaut zu seinen Händen (Abb. 83 a).

Griffe. *Distale Hand:* Auf der dorsalen Seite der freien Hand (wie beim Armmuster Flexion – Abduktion – Außenrotation, s. 3.1.1).
Proximale Hand: Auf dem Scheitel des Patienten.

Normal timing. Zuerst die Kopf- und Armbewegung bis zur Endstellung zulassen. Dann Rumpfextension fazilitieren (Approximation).

Körperstellung und -bewegung. Der Therapeut erteilt Widerstand, Approximation und Restretch mit einer Bewegung seiner Beine – nicht aus den Armen. Die Hüfte stützt den Arm, welcher den Kopf hält. Zum Rollen mehr seitlichen Widerstand geben, zum Aufsitzen viel Approximation.

Kommando. „Und ... roll." „Und ... hochkommen."

Beachte!
- Keine Hyperlordose zulassen.
- Gib Widerstand aus deinem Rumpf.
- Laß eine gute Rotation zu.

Andere Ausführungen
Bauchlage: Diese Haltung ist besonders bei schweren und starken Patienten angezeigt (Abb. 84).
Sitzen: Beachte, daß sich der Rumpf gut verlängert. Rumpf- und Hüftextensoren sind gut zu verstärken (Abb. 85).
Kniestand: Fersensitz: Um vom Fersensitz zum Kniestand zu kommen. Um vom Sitz zum Stand zu kommen (s. Abb. 102).
Seitenlage: Um auf den Rücken zu rollen.

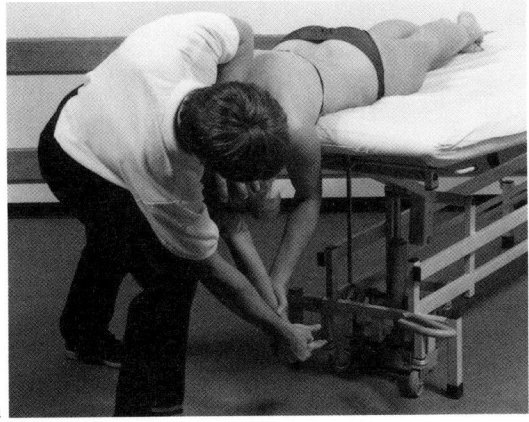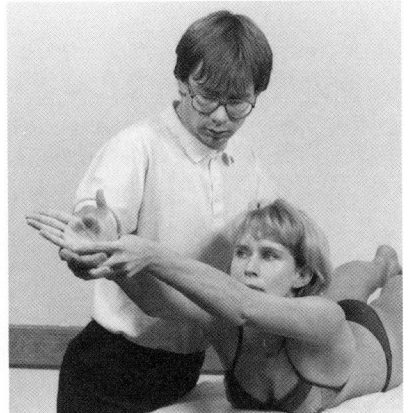

Abb. 84a, b. Rumpf: Lifting in Bauchlage

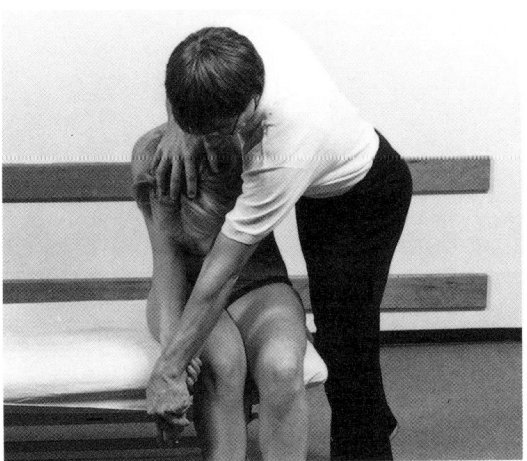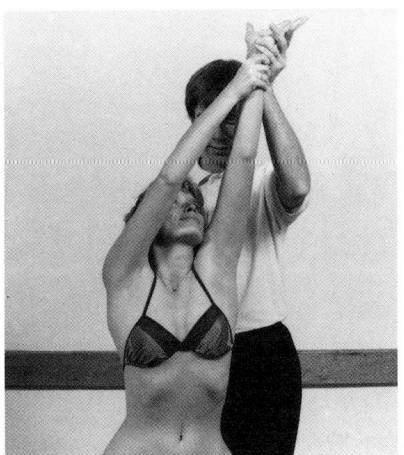

Abb. 85a, b. Rumpf: Lifting im Sitzen

6.3 Rumpflateralflexion, vom Kopf eingeleitet (Abb. 86)

Bei gesunder HWS und starken Halsmuskeln kann der Therapeut durch deren isometrische Anspannung den Rumpf fazilitieren. Besonders die Lateralflexion (M. quadratus lumborum) ist gut zu stimulieren.

Ausgangsstellung. Rückenlage oder Sitz. Der Therapeut bringt den Kopf passiv in die Ausgangsstellung (adäquate Rotation und etwas Lateralflexion zur ipsilateralen Seite), so daß das Kinn des Patienten zu seiner Schulter kommt und sein Ohr auf dem Tisch oder dem Unterarm des Therapeuten liegt.

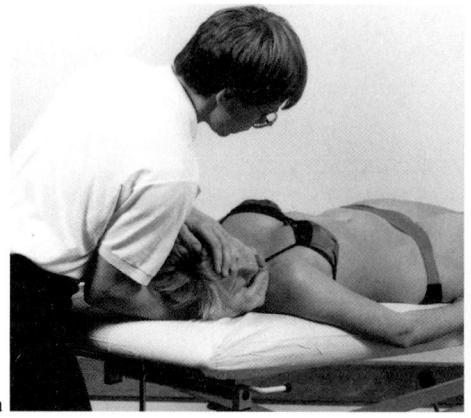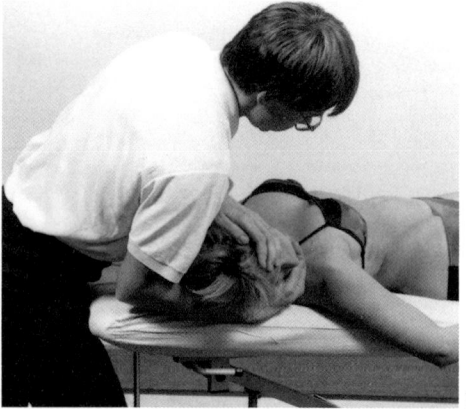

a   b

Abb. 86a, b. Rumpflateralflexion, vom Kopf eingeleitet

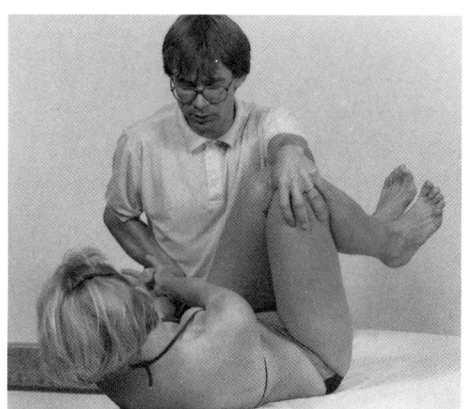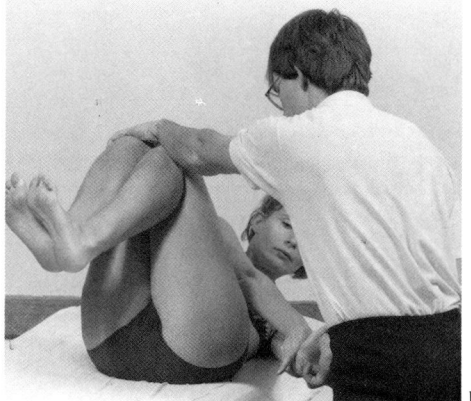

a   b

Abb. 87a, b. Chopping und bilaterale Flexion der Beine

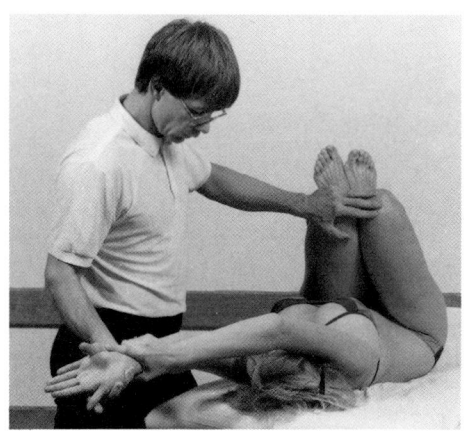

Abb. 88. Lifting und bilaterale Flexion der Beine

Griffe. Der Therapeut umfaßt das Kinn des Patienten. Dessen Kopf ruht auf seinem Unterarm. Mit der anderen Hand gibt der Therapeut einen Gegenhalt von oben (Abb. 86 a).

Ausführung. Der Patient führt eine isometrische Kontraktion in die Flexion (Kinn zur Schulter) und Lateralflexion (nach unten) aus. Je nach Rotationsstellung des Kopfs werden die Rumpfmuskeln fazilitiert. (Viel Rotation: mehr lateral dorsal; weniger Rotation; mehr ventral).

Beachte! Sorge für eine gute isometrische Anspannung der Nackenmuskeln. Betone nur die Lateralflexion.
Exakte Indikationsstellung!

6.4 Kombination von Rumpf- und Extremitätenmustern

Durch Kombination von bilateralen Arm- und Beinmustern kann man den Rumpf gezielt fazilitieren.

6.4.1 Günstige Komponenten für die Kombination

Mehrere Kombinationen sind – abhängig von der Indikation – möglich. Dabei können verschiedene Ausgangsstellungen genutzt werden. Ein exakter Befund und Arbeiten nach den Bedürfnissen des Patienten sind Grundvoraussetzungen, besonders bei Wirbelsäulenproblemen und Rumpfasymmetrien. Kombiniert können werden:

a) Chopping (das obere Rumpfflexionsmuster).
b) Lifting (das obere Rumpfextensionsmuster).
c) untere Rumpfflexionsmuster (bilaterale asymmetrische Beinflexion).
d) untere Rumpfextensionsmuster (bilaterale asymmetrische Beinextension).

6.4.2 Kombinationen in Rückenlage

Chopping und bilaterale Flexion der Beine (Abb. 87)

Indikation. Stimulation der Rumpfflexoren bei Hyperlordose, Hypokyphose (Flachrücken) oder Skoliosen.

Ausführung. Der Therapeut steht meist an der Seite der Armdiagonalen und gibt gleichzeitig Widerstand gegen Arm- und Beinkomponente. Nur durch Variation des Widerstands (mehr rotatorisch, longitudinal, seitlich . . .) und Ziehen der Pattern zur gleichen oder zur Gegenseite ist exaktes Arbeiten möglich.

Lifting und bilaterale Flexion der Beine (Abb. 88)

Indikationen. Hyperkyphose, Hyperlordose, Skoliose, schwache oder verkürzte Rumpfmuskeln, dekompensierter Flachrücken.

Ausführung. Der Therapeut steht meist an der Seite der Hände des Patienten.

Lifting und bilaterale Extension der Beine

Indikation. Wenn totale Extension notwendig ist, z. B. bei Bechterew-Patienten.

Ausführung. In Rückenlage gibt der Therapeut mit einem Arm unter den Knien des Patienten Widerstand, mit dem anderen Widerstand gegen das Lifting. Besser sind Seiten- oder Bauchlage.

Chopping in Kombination mit bilateraler Extension der Beine

Indikation. Flachrücken, schwache Rumpfmuskeln usw.

Ausführung. Widerstand unter den Knien und an der Hand des Patienten.

7 Mattenaktivitäten

7.1 Einführung: Weshalb werden Mattenaktivitäten ausgeführt?

1) Die physiologische statomotorische Entwicklung durchläuft einen weitgehend exakt beschreibbaren Entwicklungprozeß. Bei motorischen Defiziten ist es deshalb logisch, diesen Prozeß an geeigneter Stelle den Patienten noch einmal nachvollziehen zu lassen.
2) Durch die Mattenaktivitäten werden dem Patienten eine unzählige Reihe von Haltungsvariationen angeboten, die den motorischen Lernprozeß fördern. Bewegungsübergänge können aus allen Positionen geübt werden. Die Einwirkung der Schwerkraft ist immer zu variieren, und spastische Tonusveränderungen können durch gute Wahl der Ausgangsstellung kontrolliert werden.
3) Mattenaktivitäten geben dem Patienten mehr Sicherheit, da er auf dem Boden übt. Sie sind motivierend durch ihren funktionellen und dynamischen Charkter (z. B. bei Kindern).

7.2 Ausführung der Mattenaktivitäten

Die Grundprinzipien werden möglichst korrekt angewendet. Der Griff des Therapeuten ist lumbrikal und möglichst so wie bei den isolierten Aktivitäten; gewisse Variationen sind jedoch oft unerläßlich. Alle Techniken sind bei den Mattenaktivitäten anwendbar.

Begonnen wird mit primitiven Aktivitäten. Bewegung und Stabilisierung wechseln ab. Dabei wird immer auch der Rückweg trainiert, auch Zwischenpositionen werden stabilisiert. Kräftige Extremitäten werden zu Irradiation benutzt. Wichtig ist, daß der Therapeut funktionell denkt und die ADL-Funktionen („activities of daily life") betont. Er muß jedoch darauf achten, nur korrekte Muster zur Verstärkung einzusetzen.

7.3 Aufbau der Mattenaktivitäten

7.3.1 Rollen

Skapula (Abb. 89)
Rollen auf den Bauch durch die Schultern, vorzugsweise mit anteriorer Depression. Der Therapeut sitzt am Kopf des Patienten. Die Griffe sind die gleichen, wie bei den Skapulamustern. Eingeleitet wird die Bewegung durch anteriore Depression der Skapula, sie wird dann auf den Rumpf weitergeleitet. Günstige Verstärkung durch den Kopf (Abb. 89 a). Der Widerstand läßt eine fließende Rollbewegung zu (Abb. 89 b). Zurückrollen entsprechend durch die posteriore Elevation (Abb. 89 c). Eine gute Technik sind auch Repeated contractions. *Beachte* die Komponenten der Extremitäten!

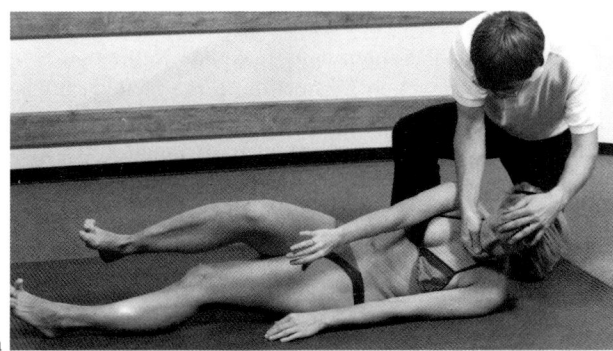

a

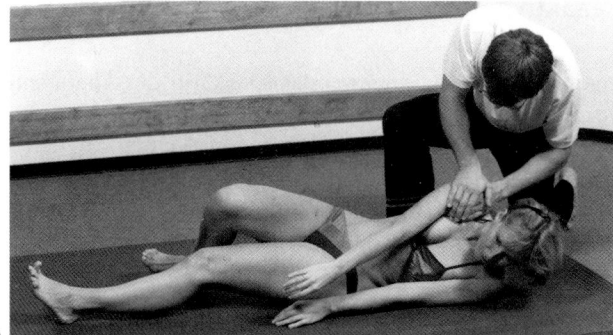

b

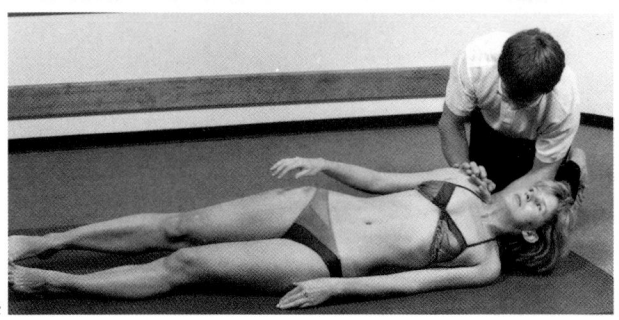

c

Abb. 89 a–c. Rollen mit Hilfe von Schultern und Kopf

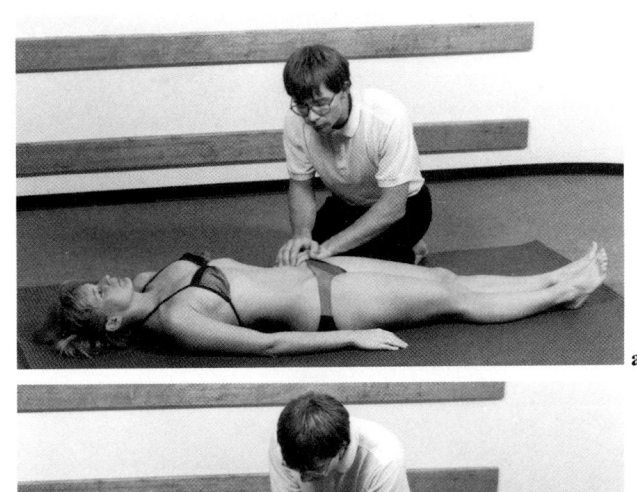

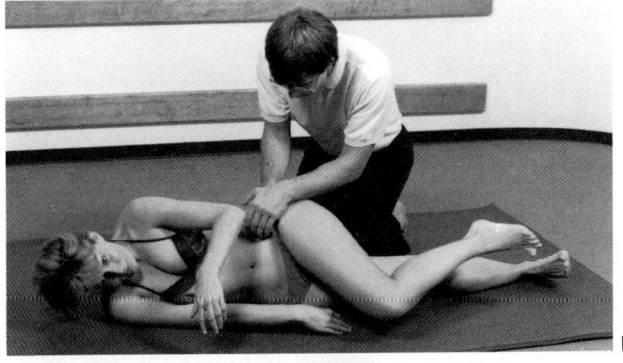

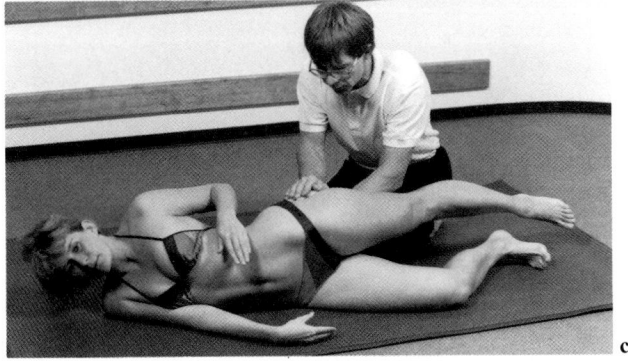

Abb. 90 a–c. Rollen mit
Hilfe des Beckens

Pelvis (Abb. 90)
Auf den Bauch Rollen geschieht meistens durch anteriore Elevation (Abb. 90 a, b).
Zurück mit posteriorer Depression (Abb. 90 c).

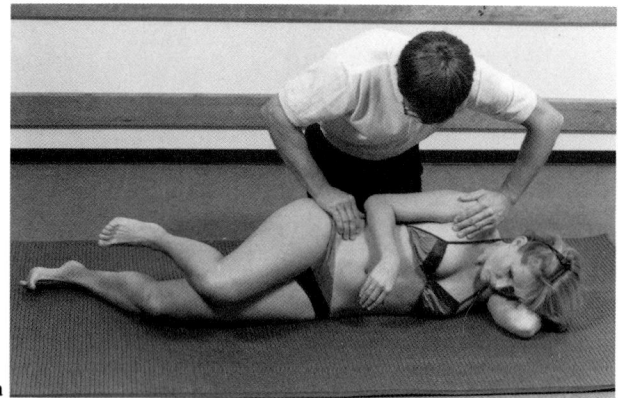

a

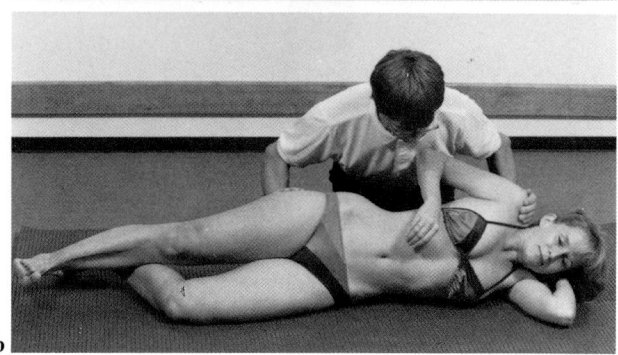

b

Abb. 91a, b. Rollen mit Hilfe von Schulter und Becken durch Rumpfverkürzung und zurück

Skapula und Pelvis

Auf den Bauch Rollen meistens durch eine Rumpfverkürzung. Zurückrollen durch eine Rumpfverlängerung (Kap. 2). Im Prinzip sind alle Skapula- und/oder Beckenmuster möglich (Abb. 91 a, b).

Mit den Armen (Abb. 92 a–c)

Günstig zum Rollen in die Bauchlage ist das Pattern Extension - Adduktion - Innenrotation (Abb. 92 a), wobei die Ellbogenkomponenten variieren kann. Eine individuelle Ausführung ist notwendig. Zurück mit Flexion - Abduktion - Außenrotation (Abb. 92 b, c).

Eine Hand des Therapeuten greift distal, die andere meist an der Schulter. Approximation (nahe der Endstellung) ist oft sehr wirksam. Die Rollbewegung soll fließend verlaufen, ohne Spannungsverlust am Arm.

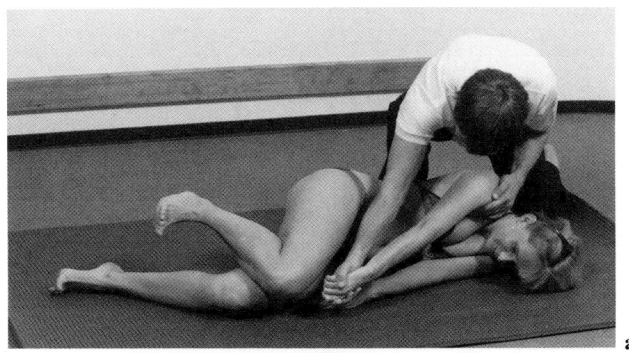

a

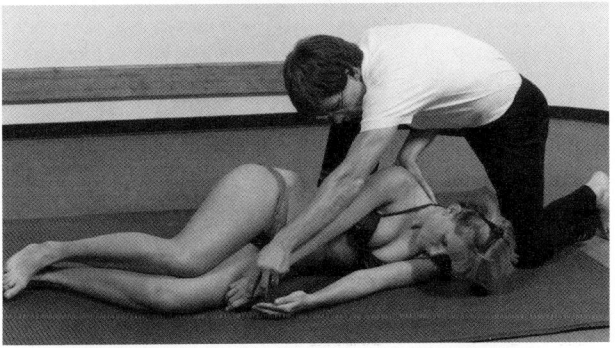

b

Abb. 92a–c. Rollen mit
Hilfe der Arme

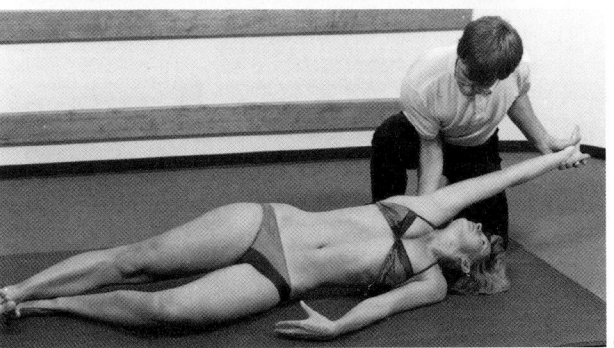

c

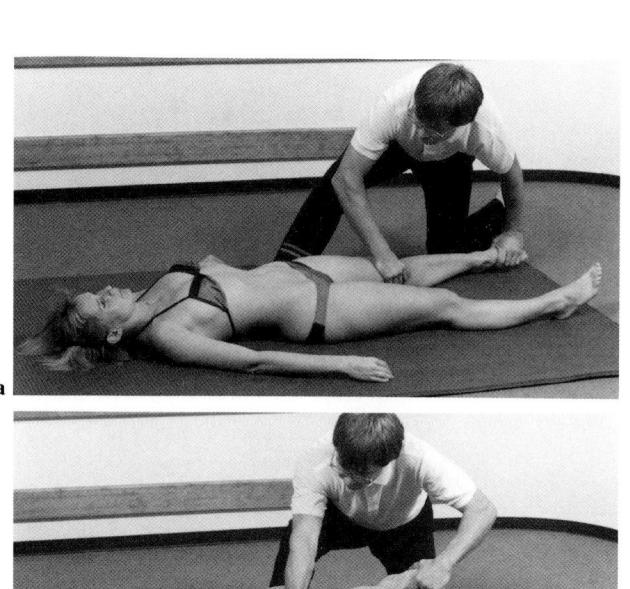

a

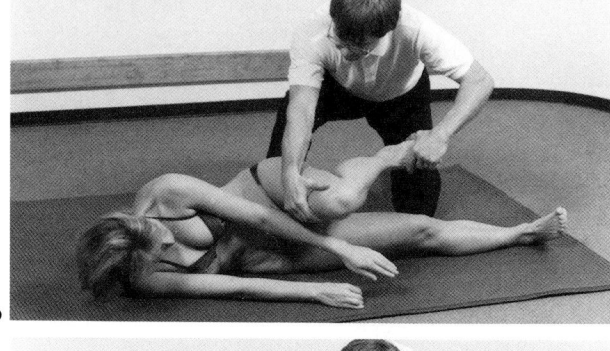

b

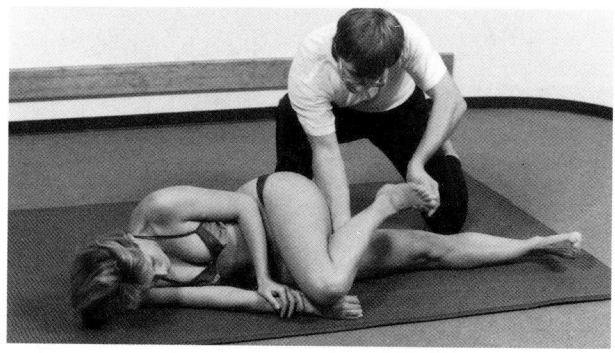

c

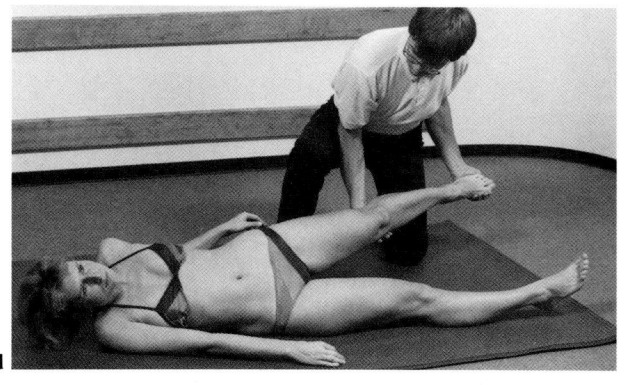

d

Abb. 93 a–d. Rollen mit
Hilfe der Beine

110

Mit den Beinen (Abb. 93)

Auf den Bauch mit Flexion – Adduktion – Außenrotation (Abb. 93 a, b). Das Zurück-rollen mit Extension – Abduktion – Innenrotation (Abb. 93 c, d). Der Therapeut muß besonders auf seine Körperbewegung achten, damit er nicht aus dem Gleichgewicht gebracht wird. Die Unterlage muß groß genug sein.

7.3.2 Von der Bauchlage zum Unterarmstütz (Abb. 94)

Der Patient zieht die Arme gegen Widerstand in eine günstige Stellung (Abb. 94 a, b). Jetzt Hochkommen durch Widerstand gegen beide Scapulae (Abb. 94 c, d), den Kopf oder Kopf und Skapula (Abb. 94 e, f). Wenn nötig die neue Haltung durch eine „quick

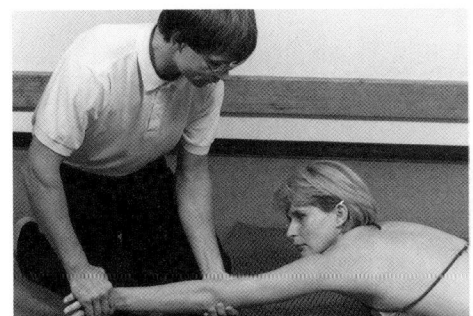
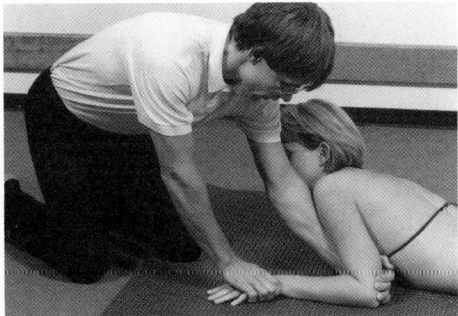

a

b

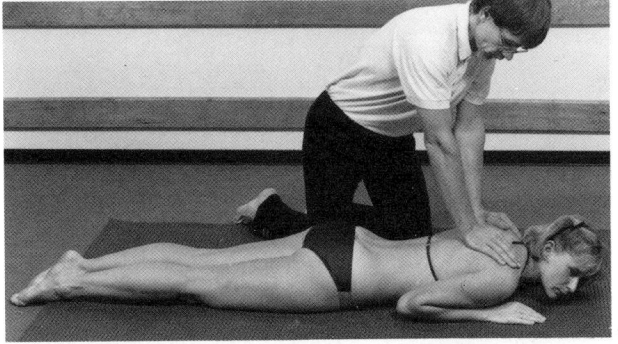

c

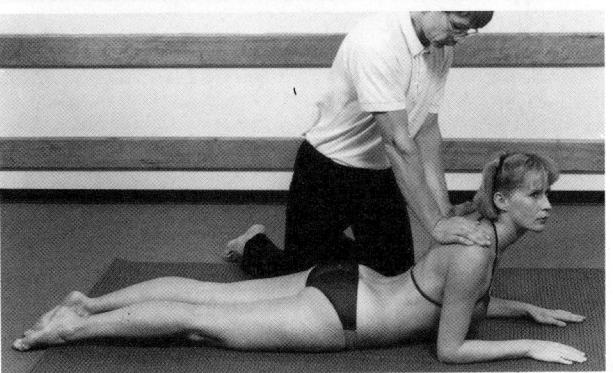

Abb. 94a–g. Von der Bauchlage zum Unterarm-stütz

d

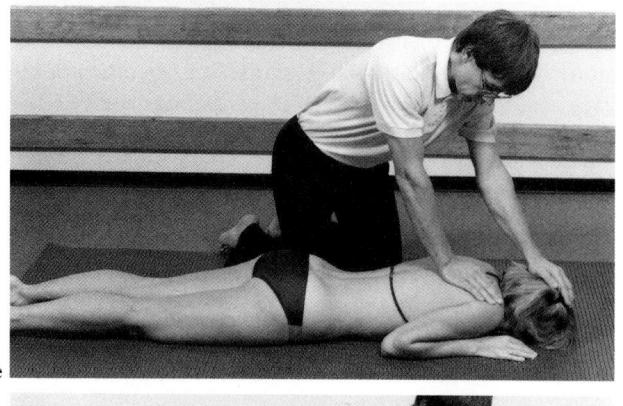

e

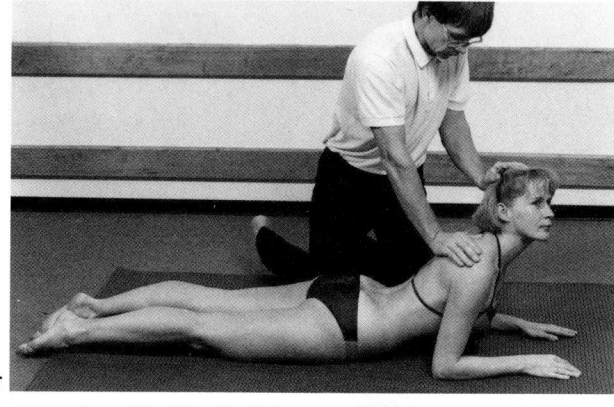

f

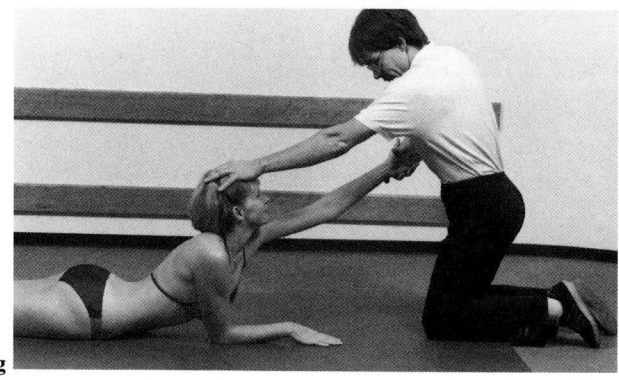

g

Abb. 94 e–g.

approximation" mit sofortigem Übergang in die „maintained approximation" stabilisieren. Dies gilt selbstverständlich für jede neue Position.

Stabilisationen werden immer mit Approximation ausgeführt, die Druckrichtung ist diagonal und nach unten (Abb. 94 d). Der Unterarmstütz ist ideal um Schultern und Kopf zu stabilisieren, um Kopfpattern und Armmuster auszuführen (Abb. 94 g) oder um das Robben auf den Ellenbogen zu erlernen. Auch Handstütz ist möglich (Abb. 95 a). Individuell entscheiden.

7.3.3 Vom Unterarmstütz zum seitlichen Stütz (Abb.95)

Der Bewegungsübergang wird fazilitiert durch Widerstand an den Schultern oder an Schulter und Becken.

Zuerst einen Ellenbogen strecken lassen (Abb.95 a). Dann dreht sich der Patient über die kontralaterale Hüfte (Abb.95 b–d). Jetzt streckt der Patient den anderen Ellenbogen (Abb.95 e). Die jetzt nötige Korrektur der Armposition wird ebenfalls fazilitiert. Üben auch in Gegenrichtung und Stabilisation in Zwischenpositionen.

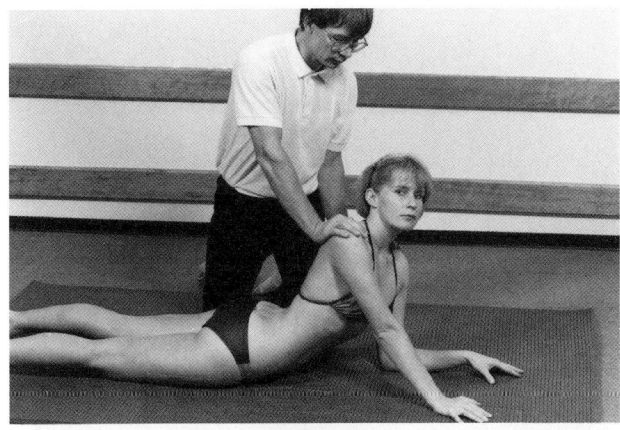

a

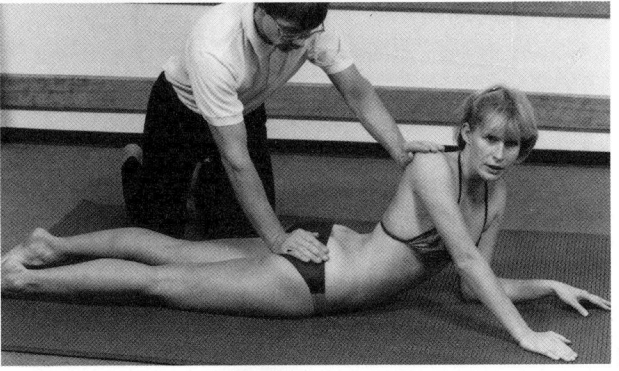

b

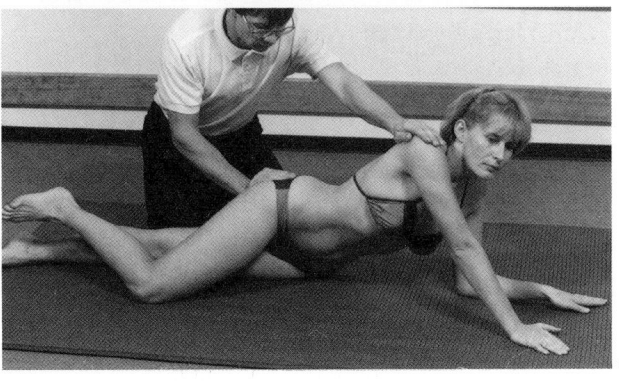

Abb. 95 a–e. Vom Unterarmstütz zum seitlichen Stütz

c

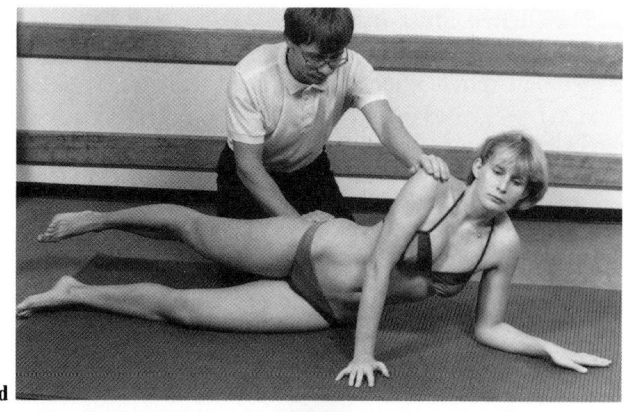

d

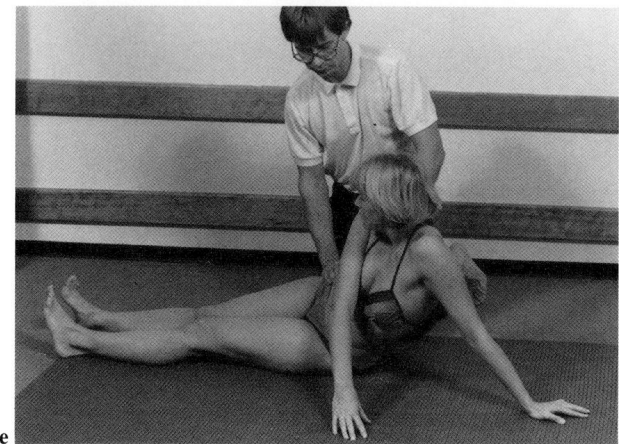

e   **Abb. 95 d, e**

7.3.4 Vom Unterarmstütz zum Vierfüßlerstand (Abb. 96)

Um zum Vierfüßlerstand zu kommen, kann Widerstand gegen die Scapulae, die
Tubera ischii, den Kopf oder Kombinationen von diesen gegeben werden.

7.3.5 Vierfüßlerstand (Abb. 97–99)

Stabilisationen aller Richtungen und Komponenten sind möglich (Abb. 97 a, b).

114

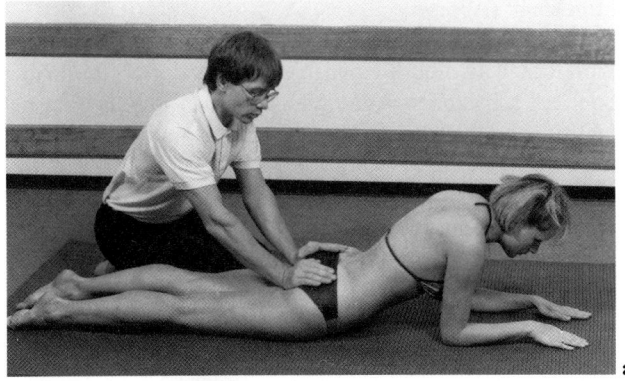

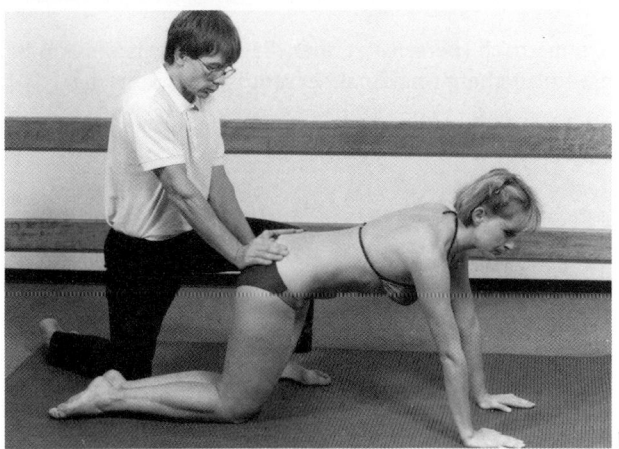

Abb. 96 a, b. Vom Unterarmstütz zum Vierfüßler-
stand

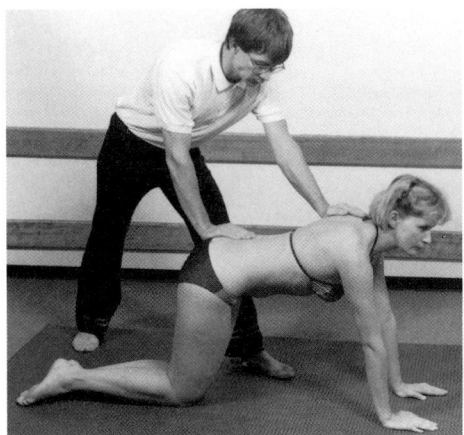 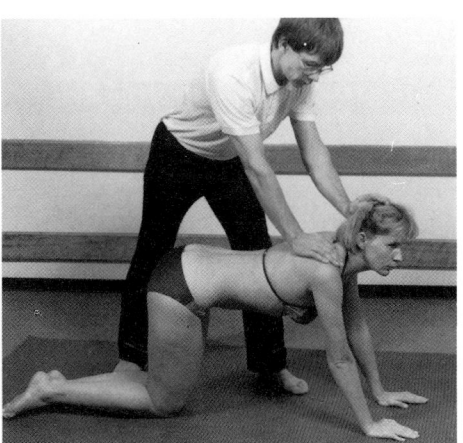

Abb. 97 a, b. Stabilisation im Vierfüßlerstand

„Rocking" (Abb. 98)

Bewegen des Körpers im Vierfüßlerstand diagonal in allen Richtungen. Hände und Knie des Patienten bleiben hierbei auf der Stelle. Widerstand wird meist am Becken oder bei schwachen Armen auch an den Schultern gegeben. Der Patient kann zurück bis auf die Knie des Therapeuten kommen (Abb. 98 c). Setzen gegen Widerstand (Abb. 98 b) ist meist wenig sinnvoll.

Weitere Möglichkeiten sind Arm- und Beinpattern (Abb. 99) oder Kombinationen von Skapula- und Pelvispattern (z. B. bei Wirbelsäulenproblemen) zur seitlichen Rumpfverkürzung und -verlängerung.

7.3.6 Vom Vierfüßlerstand zum Fersensitz oder Seitsitz und zurück
(s. Abb. 98 c e)

Symmetrisch (Fersensitz) oder diagonal (Seitsitz). Am besten durch Zug am Becken in die Endstellung (maximale exzentrische Spannung).

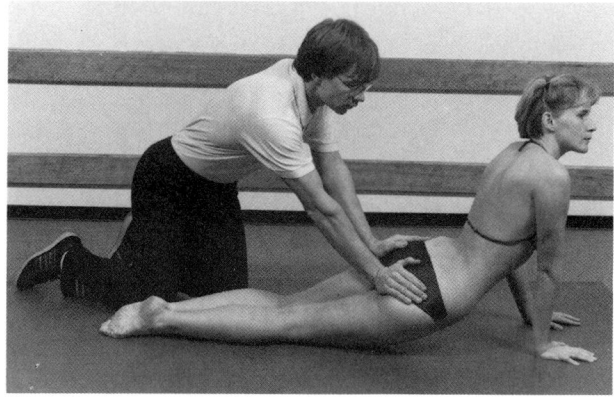

a

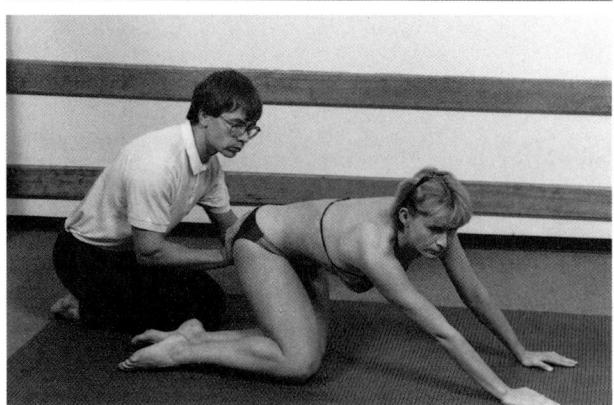

b

Abb. 98 a–e. „Rocking" im Vierfüßlerstand

116

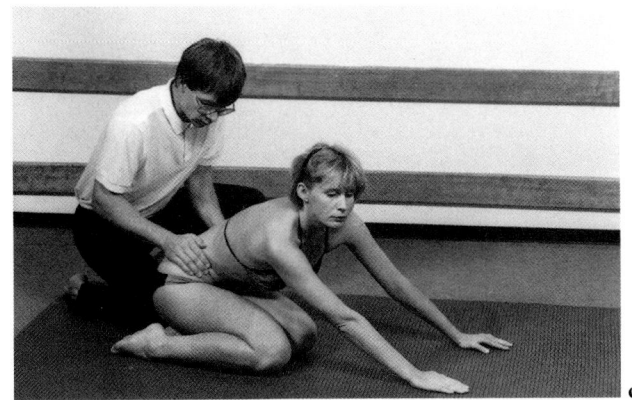

c

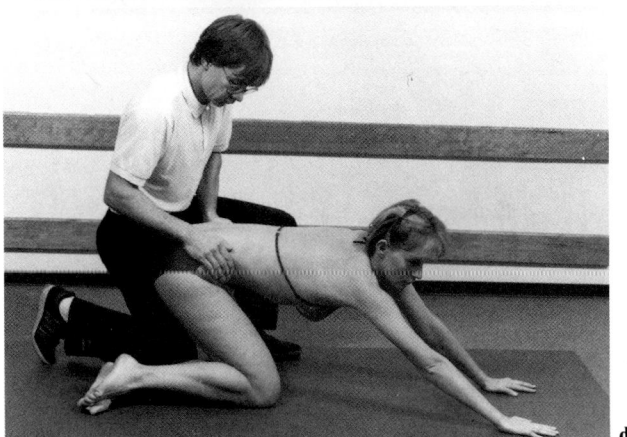

d

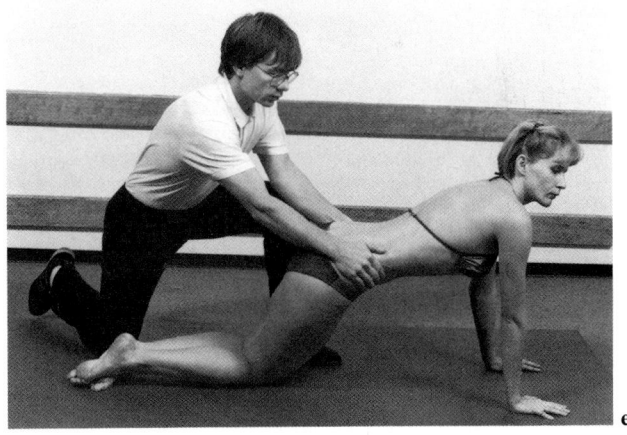

e

117

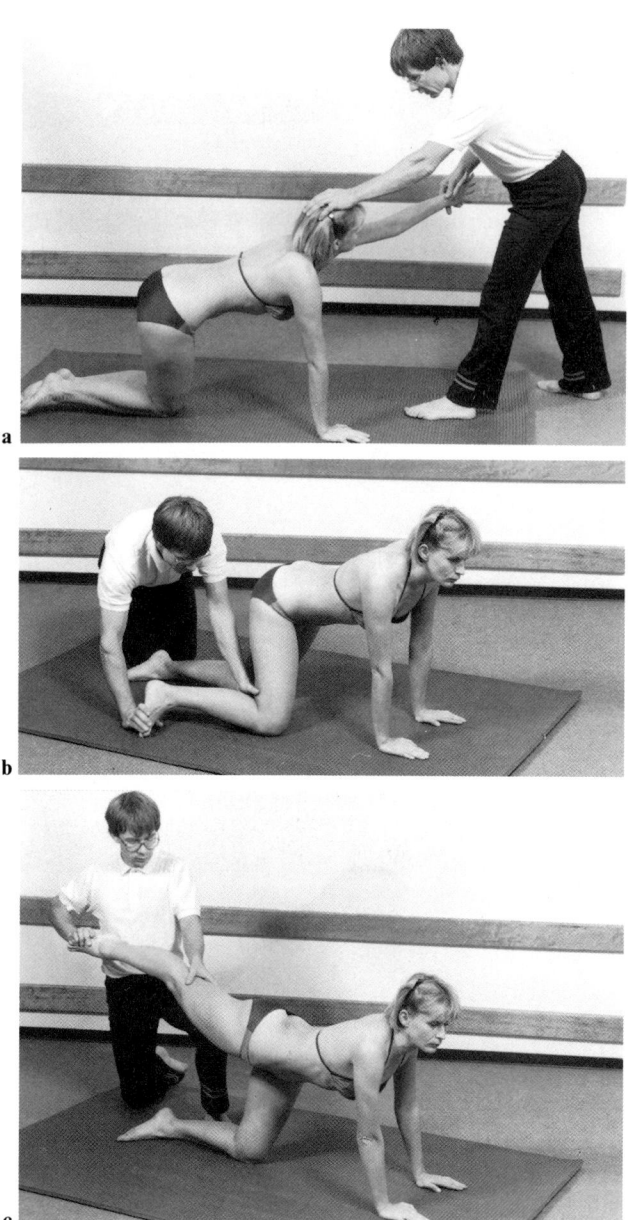

a

b

c

Abb. 99 a–c. Arm- und Beinpattern im Vierfüßlerstand

7.3.7 Kriechen (Abb. 100)

Kriechen in den Diagonalen vorwärts und rückwärts kann durch Widerstand an den
Beinen, dem Becken, dem Kopf oder den Schultern geübt werden. Beim Widerstand
an den Beinen auf korrekte Rotation achten!

118

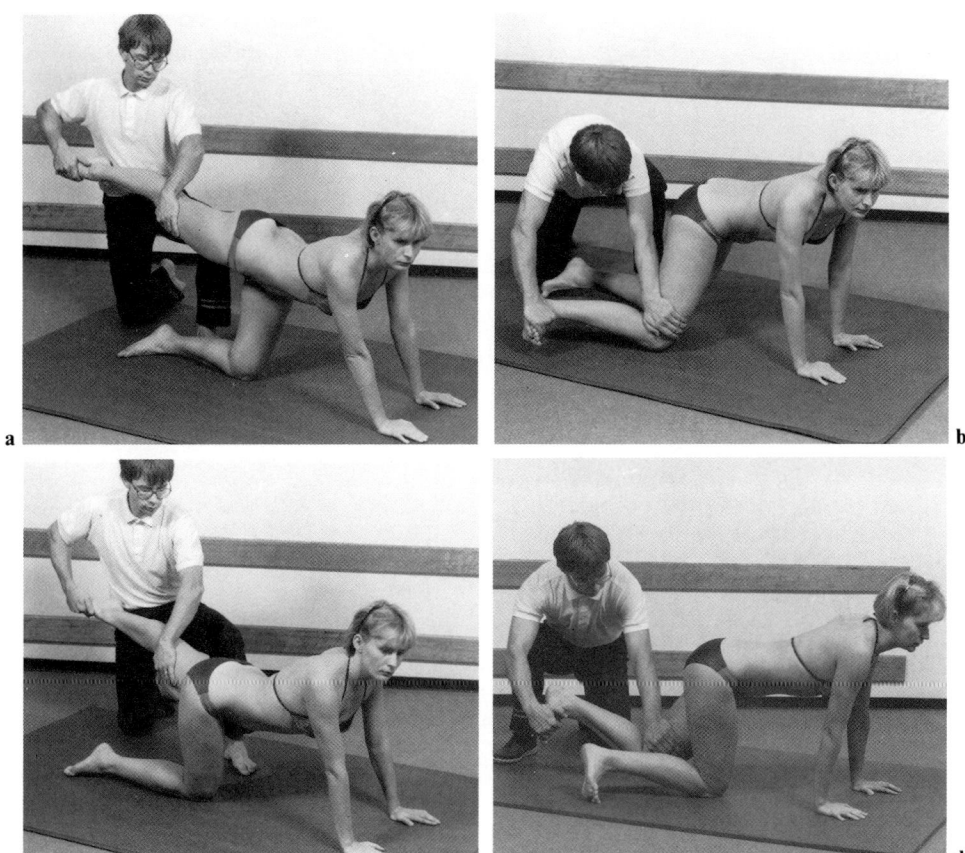

Abb. 100 a-d. Kriechen

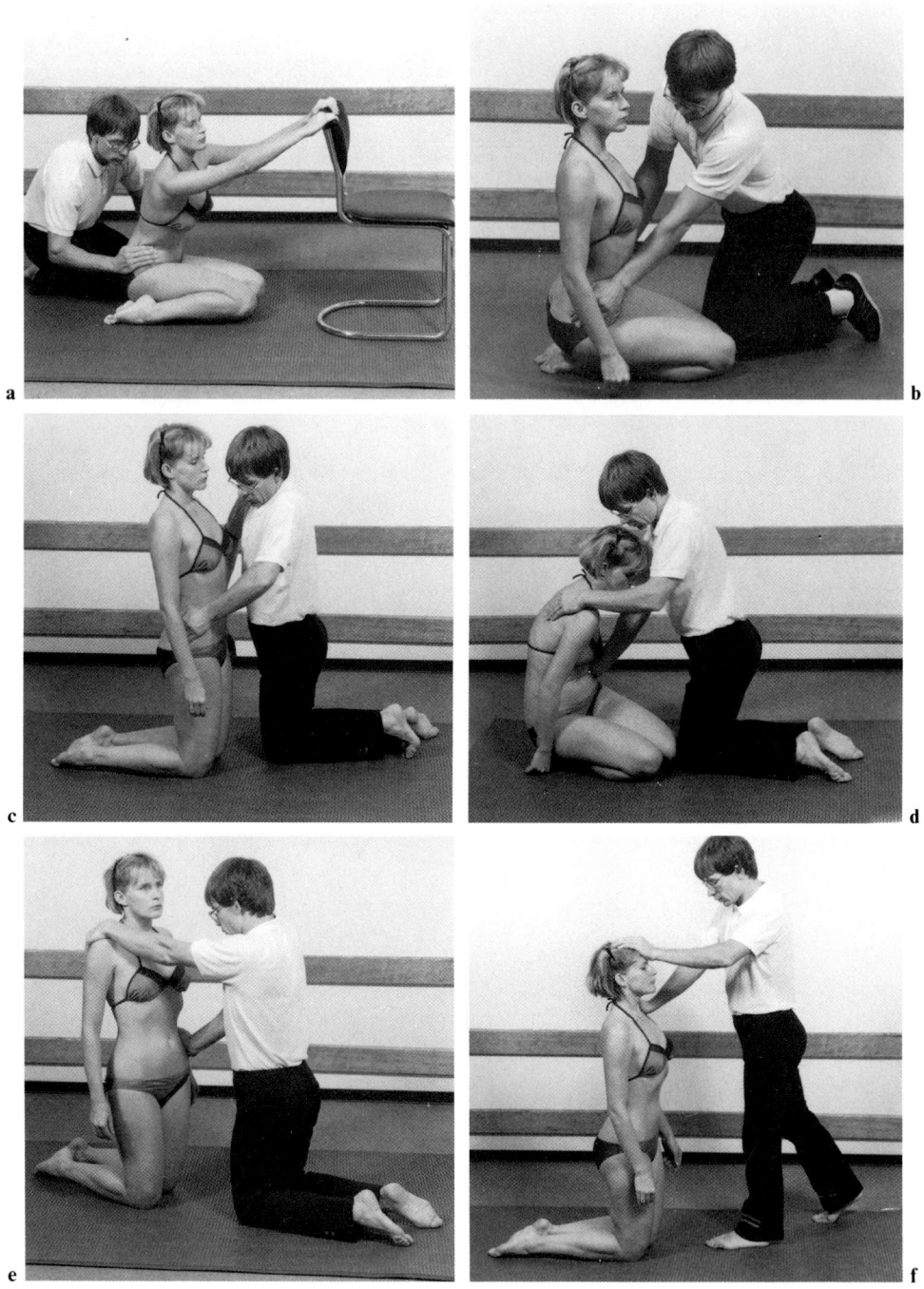

Abb. 101 a–f. Vom Fersen-/Seitsitz zum Kniestand

120

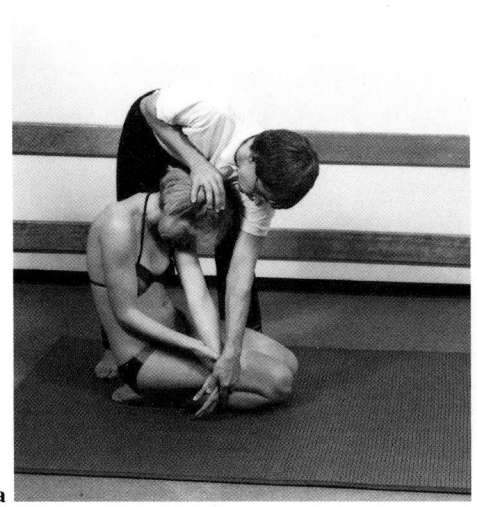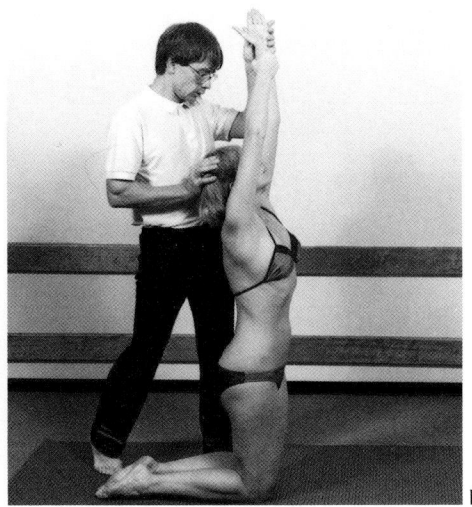

a   b

Abb. 102 a, b. Lifting im Kniestand

7.3.8 Vom Fersen-/Seitsitz zum Kniestand und zurück (Abb. 101 und 102)

Zu Beginn ist es oft gut, dem Patienten einen Stuhl (Abb. 101 a) oder die Sprossen-
wand als Hilfe zu lassen. Stabilisiert wird durch Approximation auf den Beckenkämmen in allen Richtungen (Abb. 101 a–c). Wenn der Patient keinen Halt mehr hat, steht
der Therapeut am besten vor ihm, da das Gleichgewicht dorthin am schlechtesten ist;
Geübt werden beide Richtungen (kon-, exzentrisch), Widerstand an Kopf, Skapula
oder Becken (Abb. 101 d–f). Auch Chopping und Lifting sind möglich (Abb. 102).

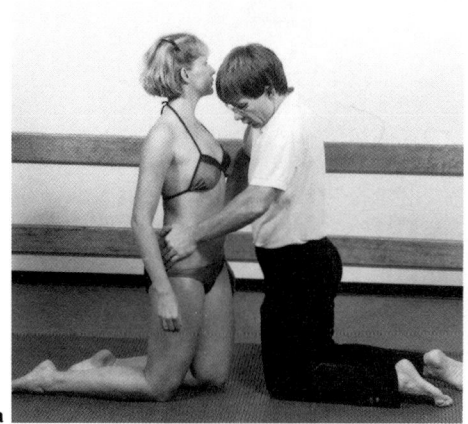 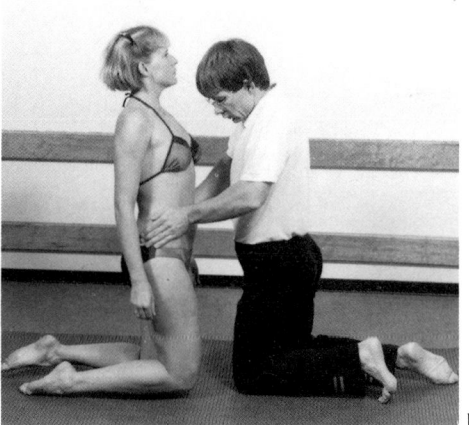

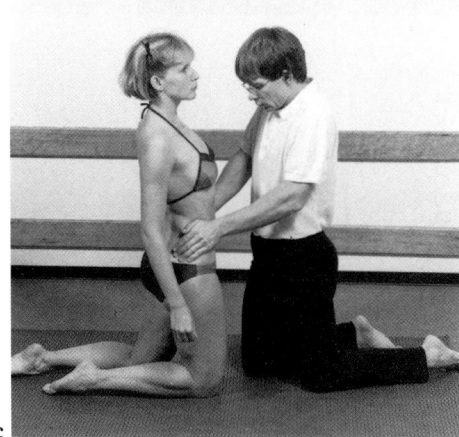

Abb. 103 a–c. Kniegang

7.3.9 Kniegang (Abb. 103)

Vorwärts-, Rückwärts- und Seitwärtsgehen auf den Knien ist möglich. Griffe und Widerstand sind analog zum Gehtraining (Kap. 8). Der Therapeut befindet sich ebenfalls im Kniestand und gibt z. B. Widerstand auf den Beckenkämmen.

7.3.10 Vom Kniestand zum Einbeinkniestand (Abb. 104)

Um zum Einbeinkniestand zu kommen, gibt der Therapeut Widerstand gegen das Bein, welches nach vorn gestellt wird. Zusätzlicher Halt ist oft notwendig (Abb. 104 a, b). In dieser neuen Ausgangsstellung kann man sehr gut die Gewichtsverlagerung vor- und rückwärts üben. Widerstand dabei am besten gegen Becken und Knie. Durch Verkleinerung der Unterstützungsfläche kann diese Übung zusätzlich erschwert werden (Abb. 104 c, d).

122

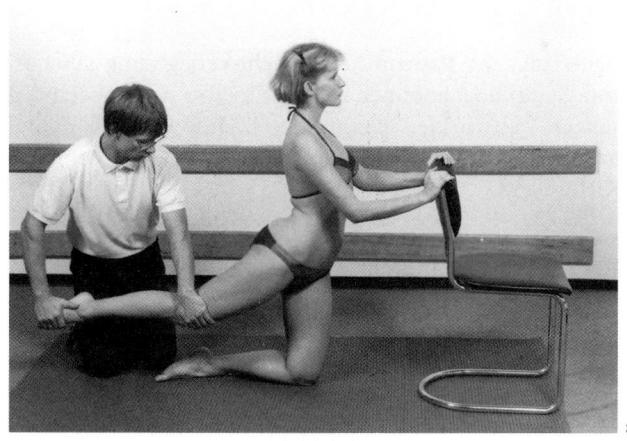

a

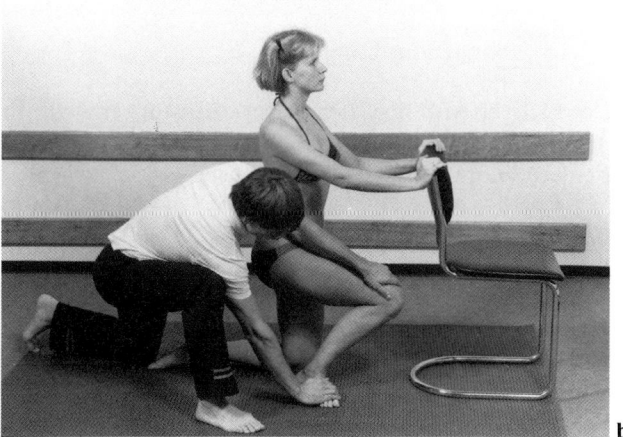

b

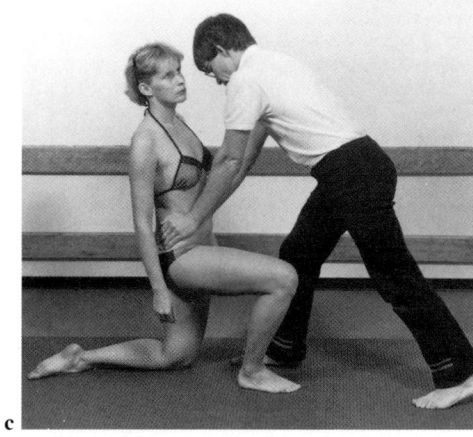

c

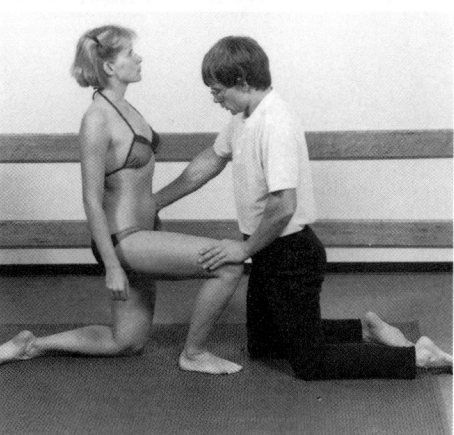

d

Abb. 104 a–d. Vom Kniestand zum Einbeinkniestand

7.3.11 Vom Einbeinkniestand zum Stand und zurück (Abb. 105)

Beherrscht der Patient die Gewichtsverlagerung auf das vordere Bein, kann man ihn zum Stand hochkommen lassen. Er kann sich dabei auf die Schultern des Therapeuten stützen – es wird jedoch nur so viel Hilfe gegeben, daß eine fließende Bewegung möglich wird. Wichtig hierbei sind gutes Timing und ein gutes Kommando. Üben in beiden Richtungen.

7.3.12 Vom Elefantenstand zum Stand und zurück (Abb. 106)

Der Elefantenstand wird aus dem Vierfüßlerstand erreicht. Der Therapeut steht hinter dem Patienten und sorgt dafür, daß das Körpergewicht gut über die Füße gebracht wird (Abb. 106 a, b). Erst dann können die Hände den Boden loslassen und der Patient kann sich aufrichten (Abb. 106 c). Auch den Rückweg üben.

7.3.13 Übungen im Langsitz

Der Langsitz wird über den Seitsitz/Seitstütz erreicht. Er ist sehr wichtig für die Selbständigkeit. Stabilisation im gestützten oder freien Langsitz ist möglich. Im Langsitz werden Rumpf-, Kopf- und Armmuster geübt.

Gestützter Langsitz (mit oder ohne Böckchen)
Das Ziel ist, die Arm- und Rumpffunktionen zu verbessern.

Hochdrücken zum gestützten Langsitz (Abb. 107)
Während der Patient sich hochdrückt, wird an beiden Schultern oder Beckenkämmen Widerstand gegeben (Abb. 107 a).

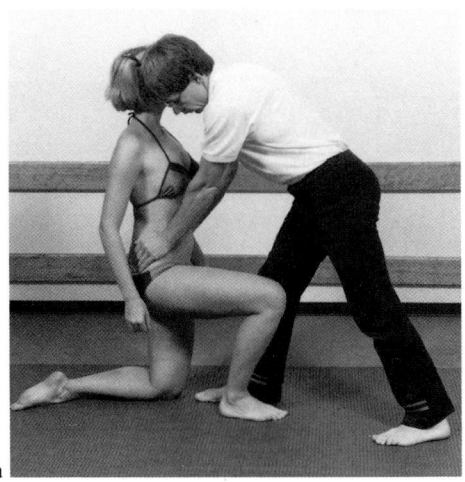
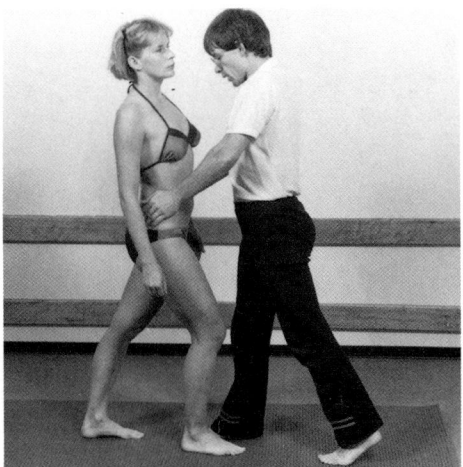

a b

Abb. 105 a, b. Vom Einbeinkniestand zum Stand

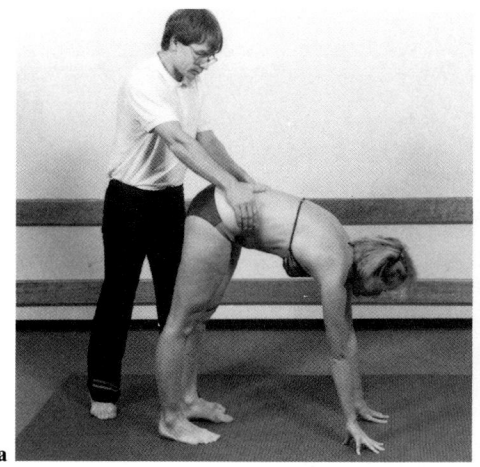

a

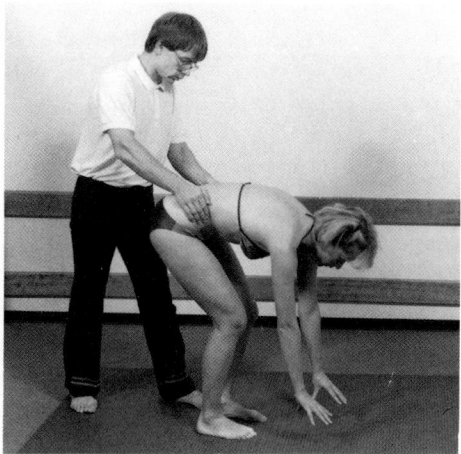

b

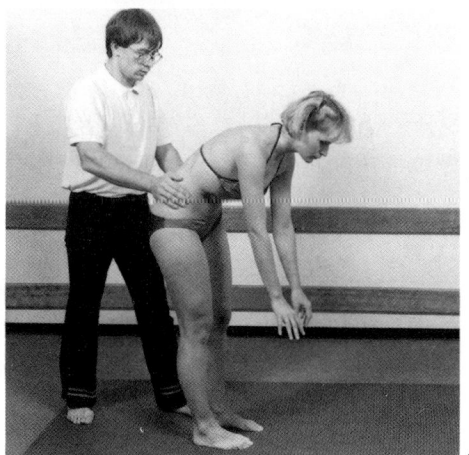

c

Abb. 106 a–c. Vom Elefantenstand zum
Stand

Der Therapeut stabilisiert jetzt über Becken und Schulter (Abb. 107 c) oder übt dynamische Beckenpattern. Betonung der Lateralflexion (Abb. 107 b) in allen Diagonalen!

Variationen von den Beinen her

– Beide Beine gestreckt nach vorn und nach hinten in der Diagonalen bewegen. Der Therapeut gibt Widerstand an beiden Füßen (Abb. 108).
– Ein Bein nach vorn und ein Bein nach hinten bewegen, so daß ein Drehpunkt in der Wirbelsäule entsteht (Abb. 109).
– Stabilisierung von den Beinen her.

Außer diesen Variationen sollen auch alle Bewegungen aus dem Langsitz geübt werden, außerdem die Fortbewegung („Pogehen").

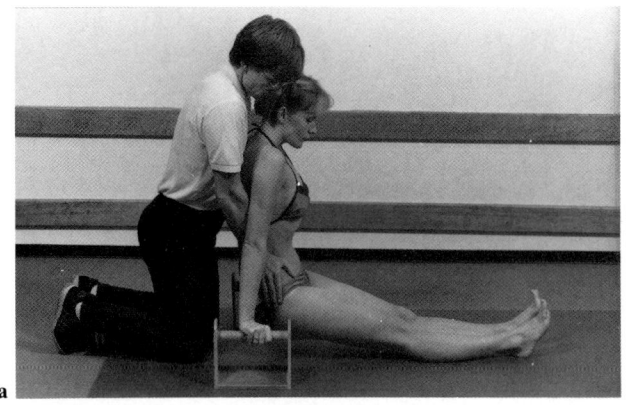

a

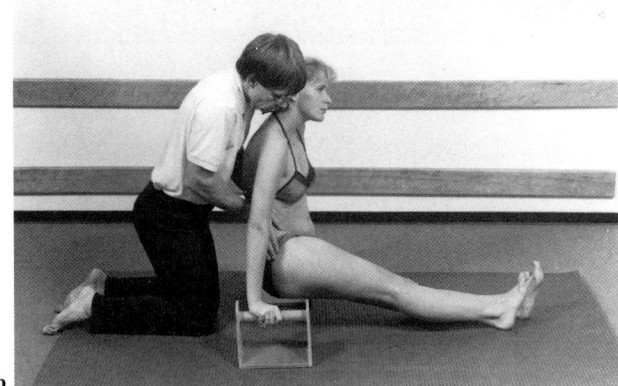

b

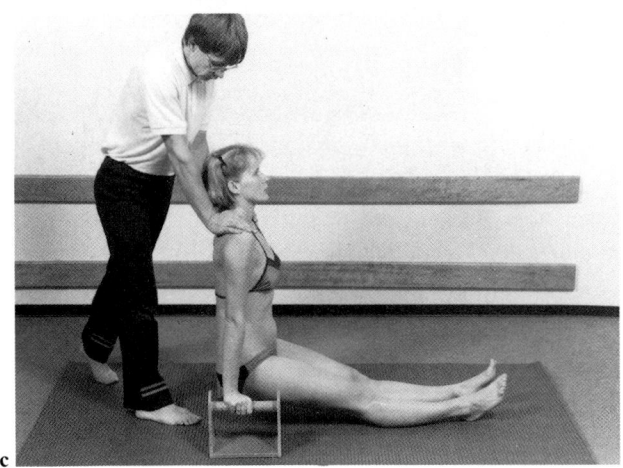

c

Abb. 107 a–c. Hochdrücken
zum gestützten Langsitz

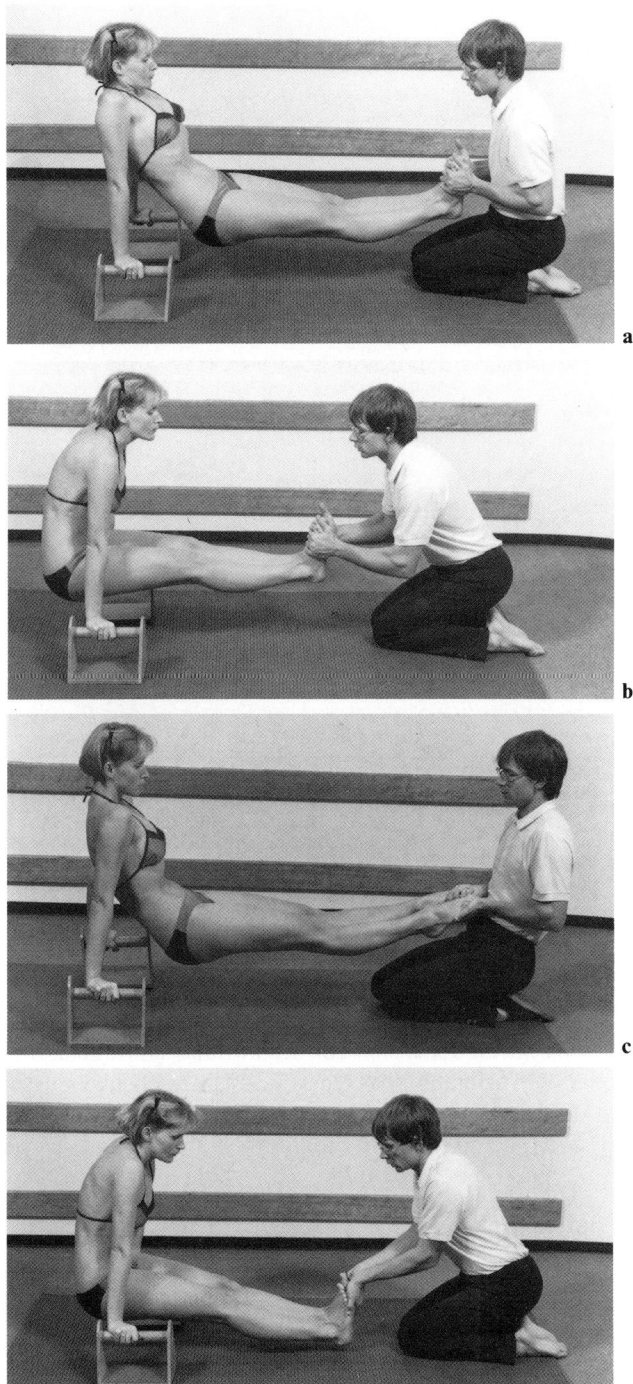

Abb. 108 a–d. Bewegen beider Beine nach vorn und hinten

127

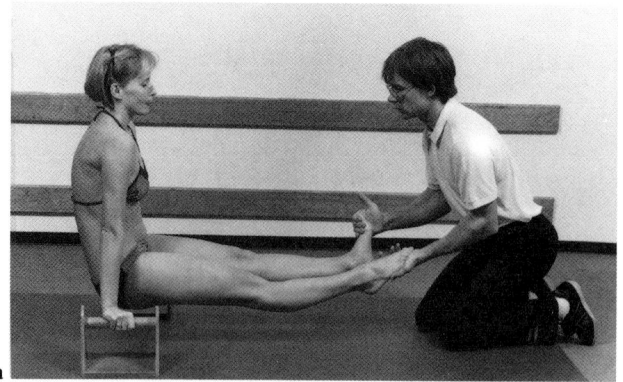

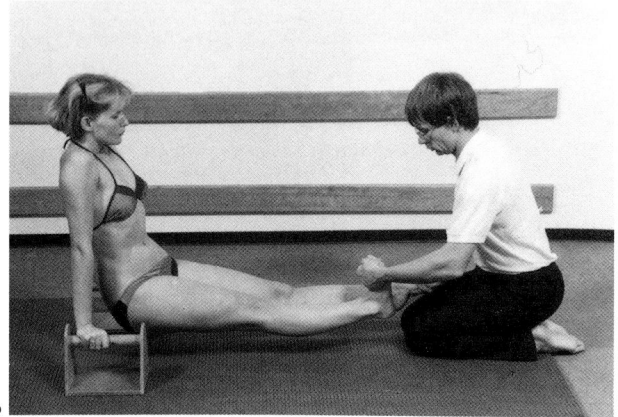

Abb. 109 a, b. Bewegen eines Beins nach vorn und des anderen Beins nach hinten

7.3.14 Bridging: Brücke machen

Die Übung hat für die Selbständigkeit große Bedeutung, z. B. um sich in Rückenlage auf dem Bett zu bewegen oder sich die Hose anzuziehen. Daneben kann sie eine ideale Übung für die Extension von Rumpf und Hüfte sein, für die Mobilisation der Schulter oder die Fazilitation der Ober- und Unterschenkelmuskeln.

Es wird aus Rückenlage mit aufgestellten Beinen vom Becken her fazilitiert. Die Wahl der geeigneten Variation der Widerstände ist vom Ziel abhängig.

Die gebräuchlichsten - mit steigendem Schweregrad - sind (Abb. 110):

a) Das Becken gegen Widerstand an beiden Beckenkämmen hochbewegen lassen (Abb. 110 a, b).
b) Das Becken einseitig heben, wobei der andere Schenkel auf der Matte bleibt oder auch abgehoben wird (Abb. 110 d).
c) Das Becken in allen Diagonalen hochdrücken (Abb. 110 a–d).

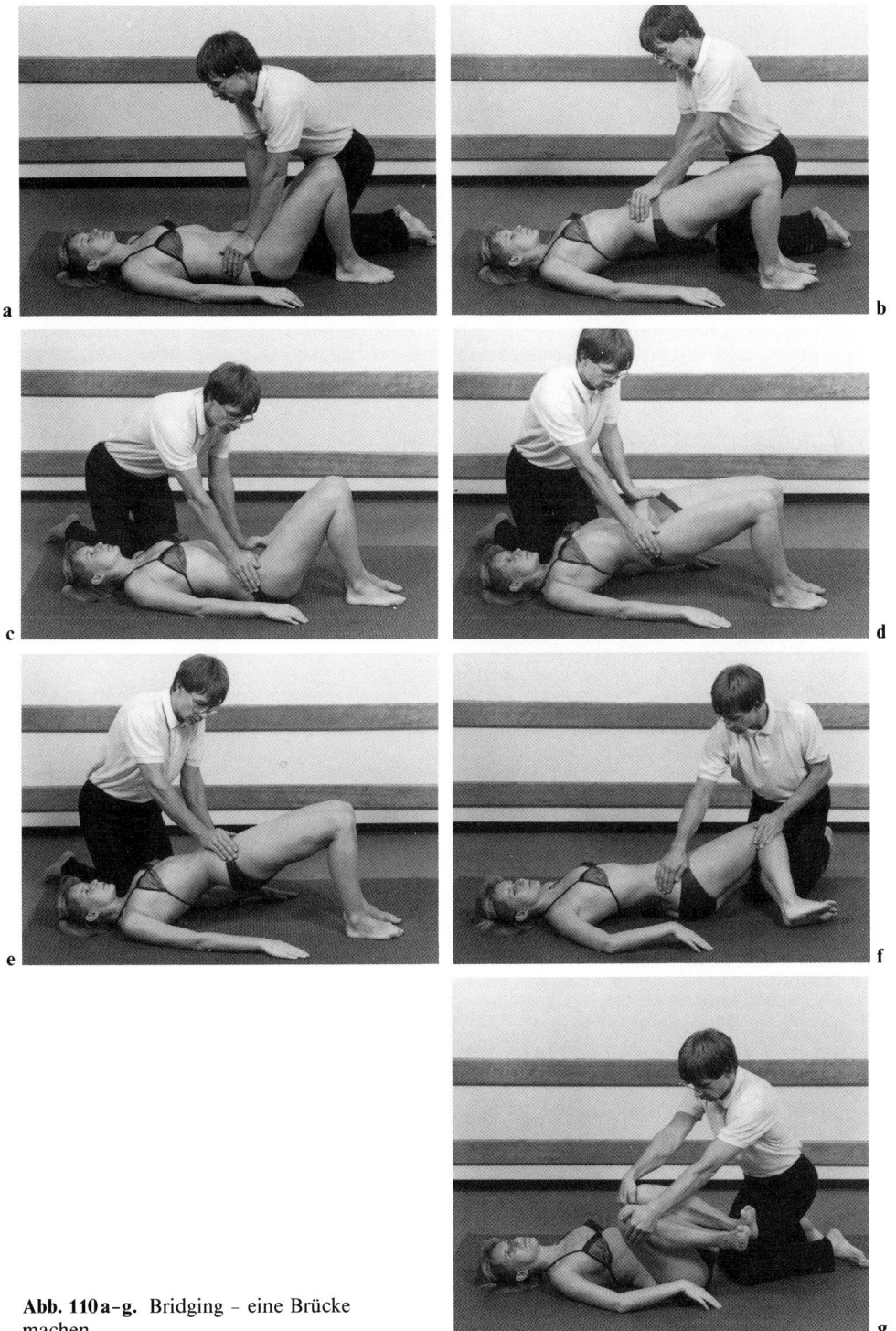

Abb. 110 a–g. Bridging – eine Brücke machen

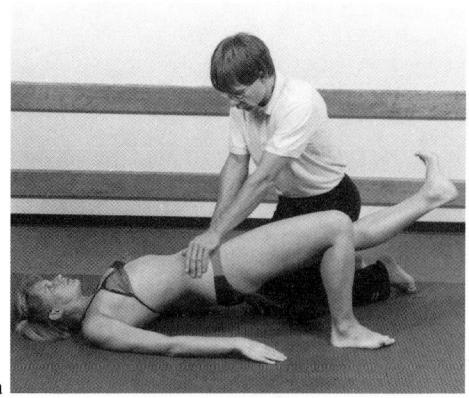
a

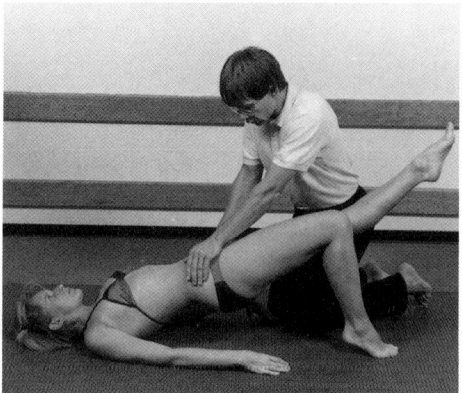
b

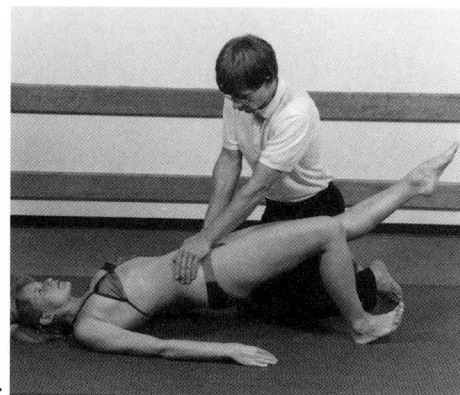
c

Abb. 111a–c. Bridging auf einem Bein

Man kann zusätzlich variieren durch Üben:

- im Zehenstand beidseits,
- im Fersenstand beidseits,
- auf einem Bein (Abb. 111 a)
- auf dem Vorfuß eines Beines (Abb. 111 b),
- auf der Ferse eines Beines (Abb. 111 c),
- auf die Hände stützen (Abb. 112 a, b, e),
- auf die Ellbogen stützen (Abb. 112 c, d).

Bei den letzten beiden Variationen nicht im Schultergürtel „hängen"!

Die Varianten auf einem Bein, im Hand- oder Ellbogenstütz sind extrem schwierig. Wenn der Patient sich auf Hände und Ellbogen stützt, kann auch das Becken in den Diagonalen bewegt werden. Die Kombinationen und Indikationen sind fast unbeschränkt, und jeder Therapeut kann, je nach Indikation und Patient, noch neue außer den genannten dazunehmen.

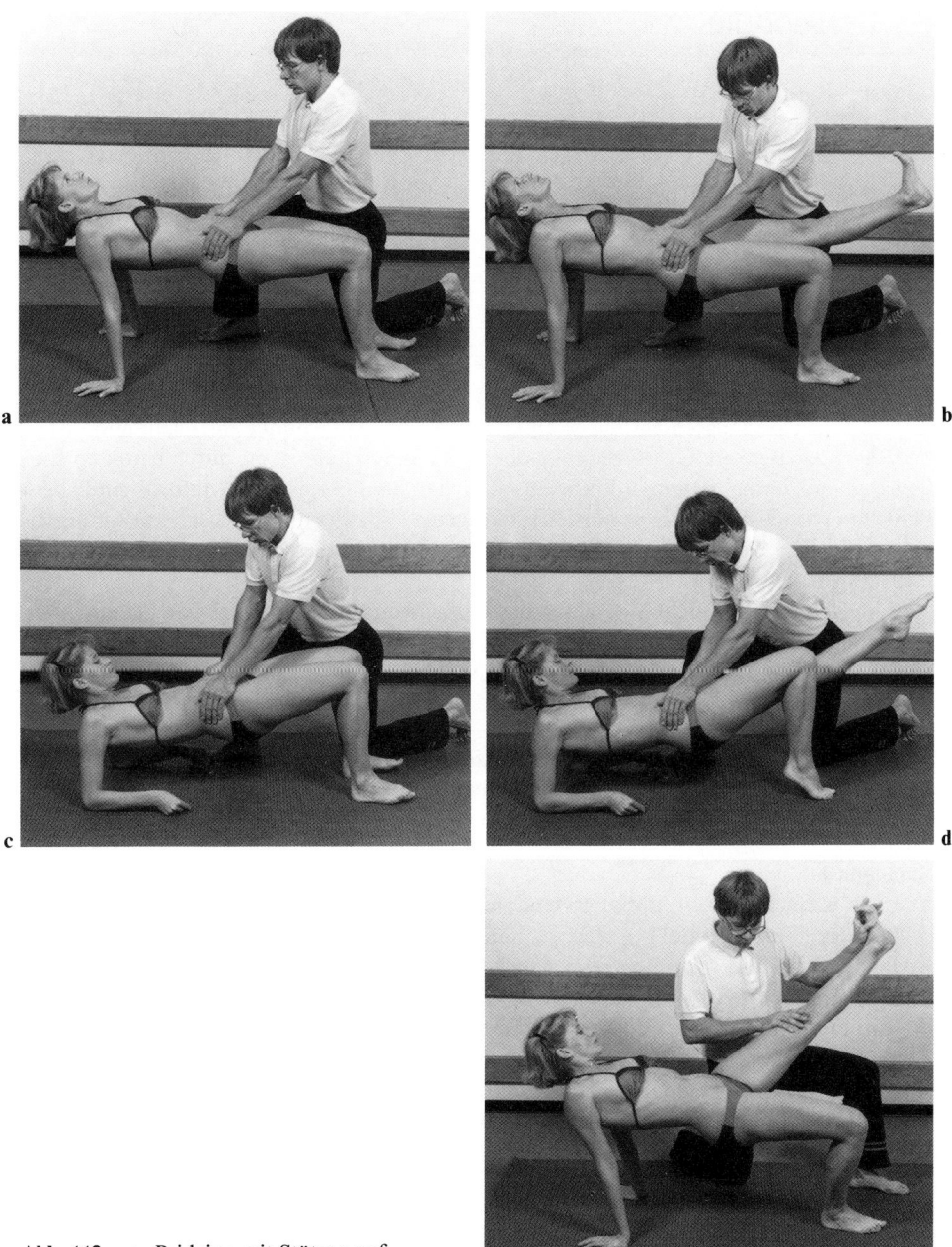

Abb. 112a–e. Bridging mit Stützen auf
Hände und Ellbogen

8 Gangschule

8.1 Theorie der Gangschule

Die Gangschule nimmt innerhalb des PNF-Konzepts eine sehr wichtige Stellung ein. Der Rumpf und besonders das Becken sind dabei die zentralen Punkte; die Beinbewegungen selbst sind also nicht das wichtigste! Der Ausgangspunkt zur Fazilitation ist in der Regel das Becken. Grundgedanke der PNF-Gangschule ist es, durch betonten Einsatz der indizierten Pattern (die ja alle Teil der physiologischen Motorik sind) dem Patienten schnellstmöglich zu normaler Gangmotorik zu verhelfen. Um eine Automatisierung dieser Bewegungsabläufe zu erreichen, sind *tausendfache* Wiederholungen unerläßlich.

Ein Gangzyklus reicht von einer bestimmten motorischen Aktivität bis zu ihrem nächstmaligen Auftreten, z. B. vom Fersenkontakt rechts bis zum nächsten Fersenkontakt rechts. Innerhalb des Gangzyklus unterscheidet man Schwung- und Standphase.

Schwungphase
a) Erste Schwungphase („initial swing phase"): Abheben des Beins.
b) Mittlere Schwungphase („mid swing phase"): die Tibia steht senkrecht zum Boden.
c) Ende der Schwungphase („terminal swing phase"): völlige Knieextension.

Standphase
a) Erste Kontaktphase („initial contact"): erster Fußkontakt mit dem Boden (normalerweise „Fersenkontakt"), viele pathologische Varianten möglich.
b) Belastungsphase („loading response"): mit leichter Knieflexion zur Stoßdämpfung und zur Gewichtsübernahme.
c) Mittlere Standphase („mid stand phase"): Bein steht senkrecht; dabei Einbeinstand
d) Ende der Standphase („terminal stance"): der Fuß rollt jetzt ab, und das Körpergewicht verlagert sich über den Vorderfuß (immer noch Einbeinstand).
e) Vor-Schwungphase („pre-swing phase"): das Bein bereitet sich auf die Schwungphase vor; letzter Teil des Standes.

Für die PNF-Gangschulung gibt es 2 günstige Momente zur Anwendung der Approximation: erster Kontakt („initial contact") und mittlere Standphase („mid stance", Bein senkrecht.) In der Praxis beschränkt man sich meist auf einen, es ist jedoch auch Approximation in beiden Phasen möglich. Praktisch lassen sich die Bewegungen von Schwung- und Standbein folgendermaßen beschreiben:

Schwungbein
1) Die Hüfte nach vorn bringen.
2) Den Fuß vom Boden lösen.

132

3) Das Knie strecken, um die richtige Schrittlänge zu erreichen.
4) Den Körper nach vorn bringen.
5) Das Bein auf die Belastung vorbereiten.

Standbein
1) Im gerade aufgerichteten Stand das Standbein stabilisieren.
2) Den Körper über den belasteten Fuß vorbringen.
3) Das Bein auf die Schwungphase vorbereiten.

8.2 Praktische Gangschule

8.2.1 Vorbereitungsphase

Bevor mit der eigentlichen Gangschule begonnen wird, sind meist vorbereitende Übungen im Rollstuhl oder auf einem normalen Stuhl nötig. Dazu gehören (in willkürlicher Folge):

– Patienten zum aufrechten Sitzen im Rollstuhl bringen (Abb. 113),
– Stabilisierende Übungen des Rumpfes und/oder des Kopfs im Sitzen (Abb. 114),
– Bremsen anziehen (Abb. 115),
– Seitenlehne einbauen und wieder entfernen (Abb. 116),
– Fußstützen hochziehen,
– Fußstützen nach außen drehen oder vom Rollstuhl ab- und anbauen,

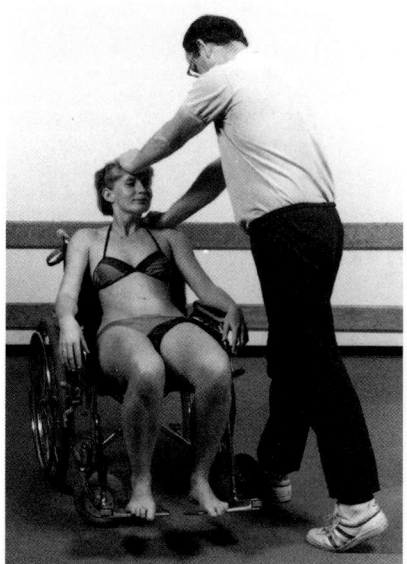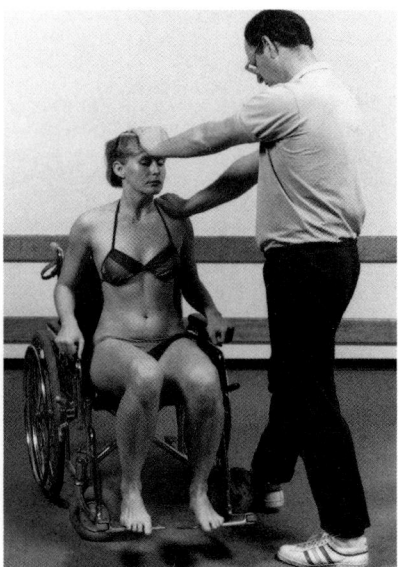

Abb. 113a, b. Aufrechtes Sitzen im Rollstuhl

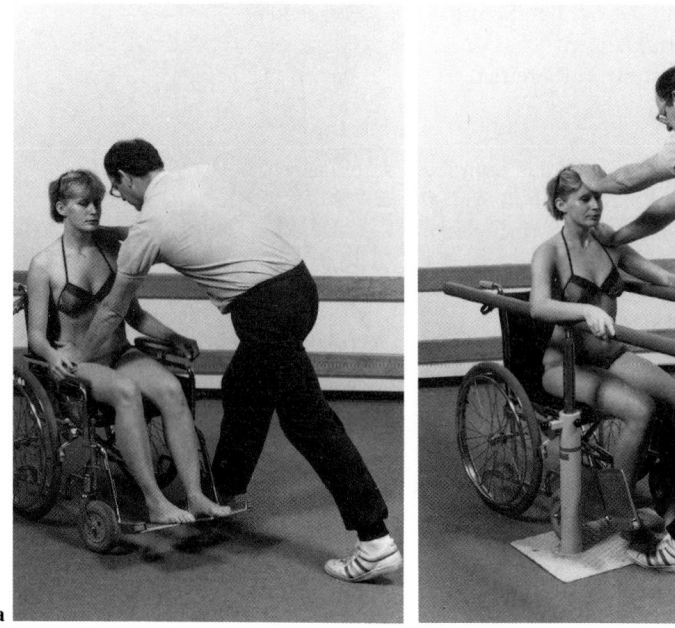

Abb. 114a, b. Stabilisierung von Rumpf und Kopf im Sitzen

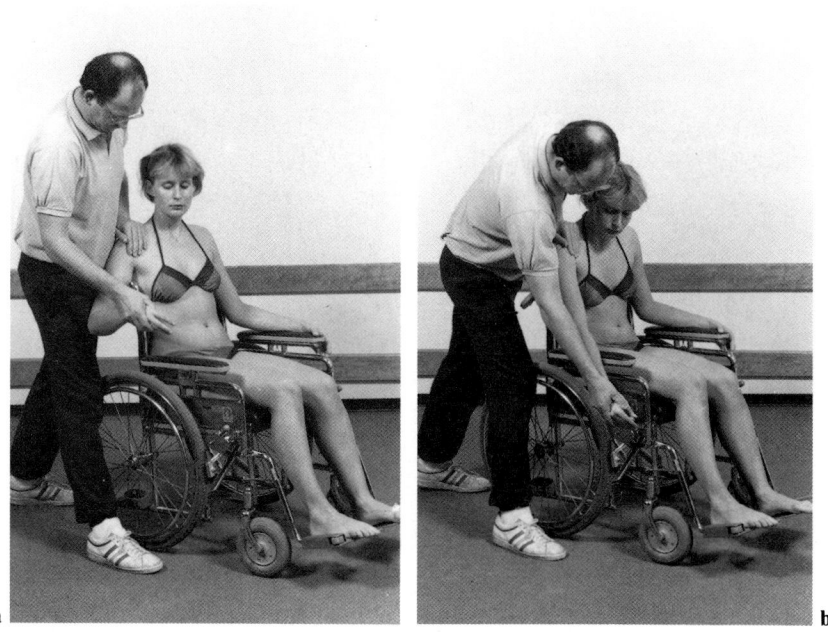

Abb. 115a, b. Bremsen des Rollstuhls anziehen

134

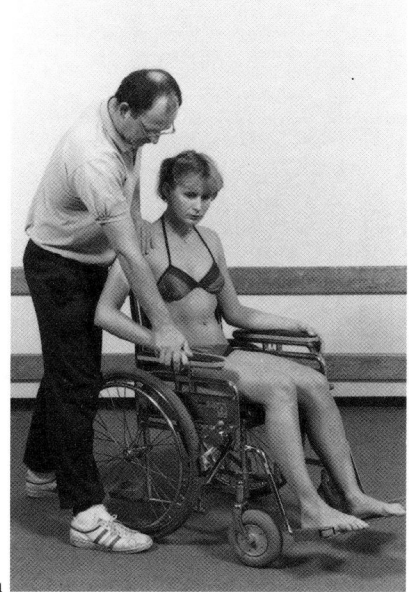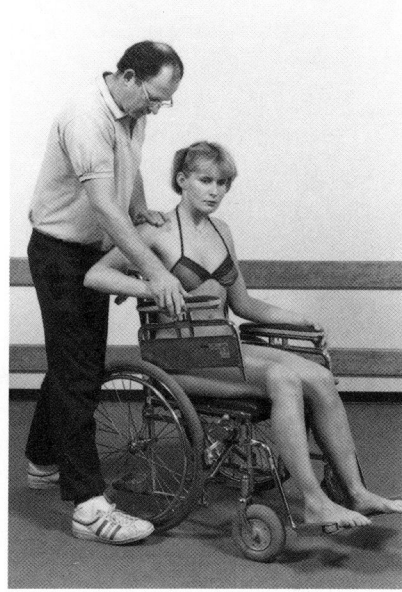

a   b

Abb. 116a, b. Seitenlehne des Rollstuhls entfernen

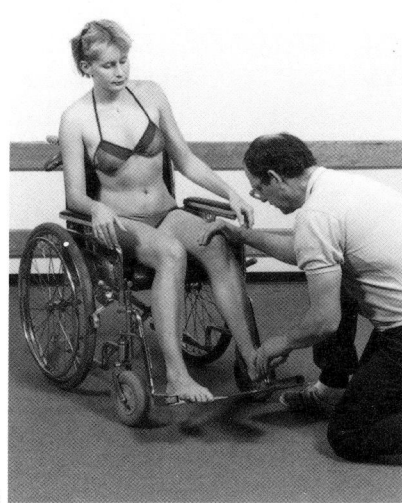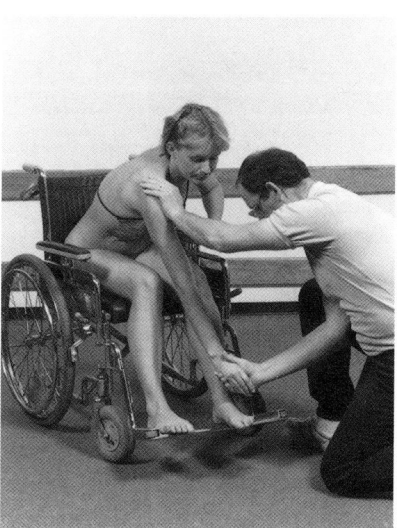

a   b

Abb. 117a, b. Bein von der einen auf die andere Fußstütze stellen

- Bein von der einen auf die andere Fußstütze stellen (Abb. 117),
- Rollstuhl fahren.

Alle diese Übungen können gegen Widerstand ausgeführt werden, ohne spezifisch in Mustern zu arbeiten.

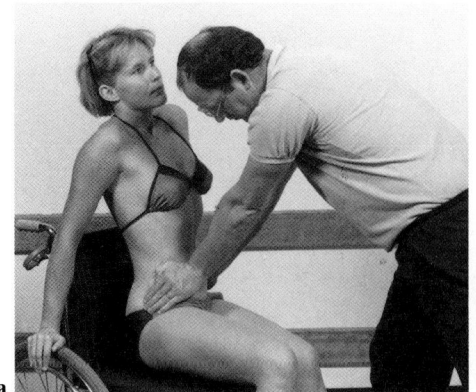

a

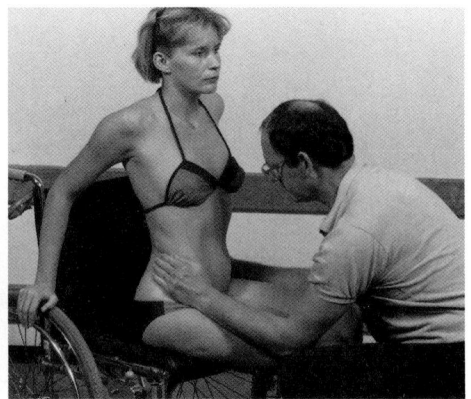

b

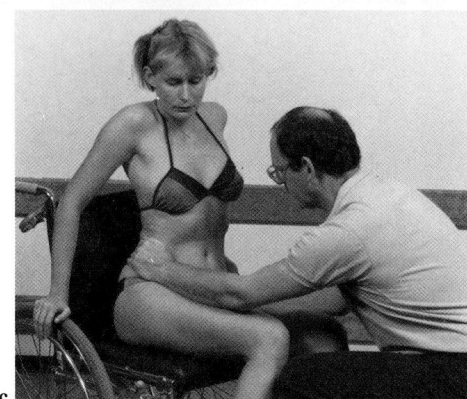

c

Abb. 118a–c. Vor- und
Rückwärtsbewegen des Beckens

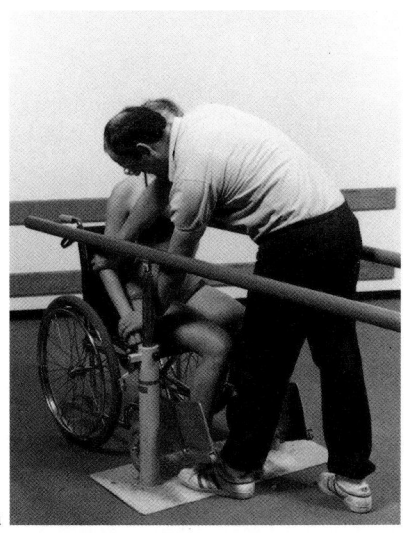

a

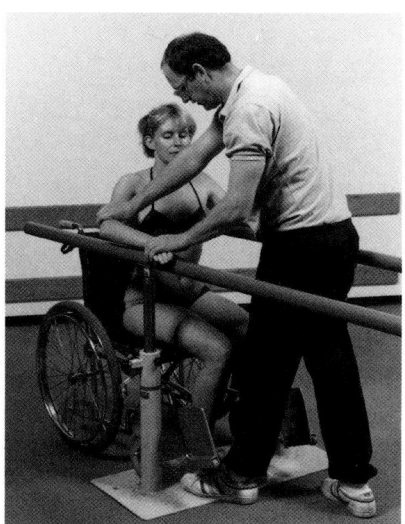

b

Abb. 119a, b. Hände auf den Gehbarren legen

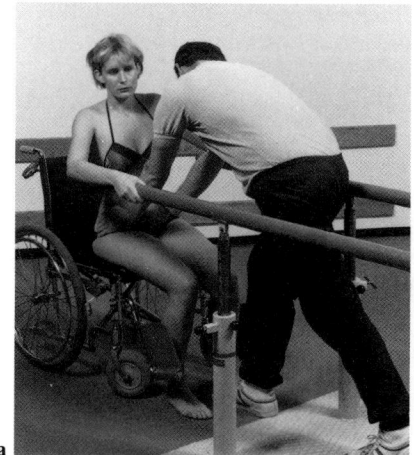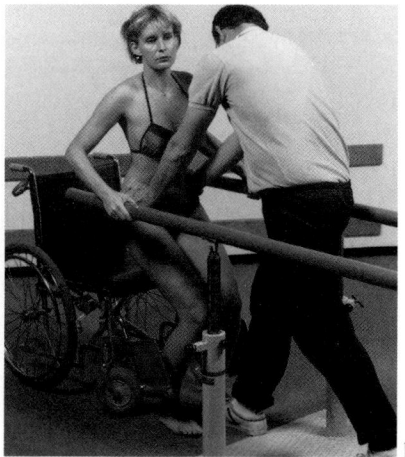

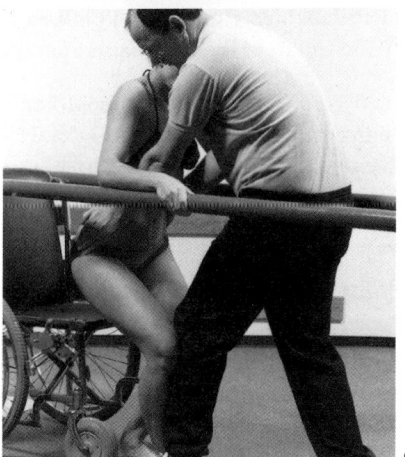

Abb. 120a–c. Zum Stand kommen

- Gegen Widerstand an der Crista iliaca das Becken vor- und rückwärts bewegen (Abb. 118),
- die Hände auf die Balken der Gehbarren legen (Abb. 119),
- eventuell Kopf- und Armmuster ausführen.

Ziele der genannten Übungen sind:

- Der Patient kann aufrecht und gut stabilisiert im Rollstuhl sitzen.
- Der Patient kann frei im Rollstuhl alle Aktivitäten ausführen, die nötig sind, um im Rollstuhl selbständig zu sein.
- Alle Bedingungen schaffen, um zur Gehschule übergehen zu können.

8.2.2 Zum Stand kommen (Abb. 120)

- Der Patient legt die Hände auf die Balken der Gehbarren.
- Sein Rumpf bewegt sich nach vorn (meistens in Schrittstellung; Abb. 120 b).

137

- Beckenbewegungen: Vorwärts und rückwärts bewegen auf den Tuberi (Pogehen) (Abb. 120 a), das Becken einige Male vor- und rückwärts kippen lassen.

Bei allen Pelvisbewegungen und auch bei der Gangschule werden folgende Griffe verwendet:
Der Therapeut legt seine Hände im Lumbrikalgriff auf das Becken, wobei die Handwurzeln auf der Crista iliaca und die Finger auf der Beckenschaufel liegen. Er kippt das Becken nach dorsal, und seine Hände zeigen in einem Winkel von ca. 45° zum Boden. Der Therapeut hält dabei seine Arme möglichst gestreckt und bringt so seinen Rumpf möglichst *über* das Becken das Patienten.

8.2.3 Aufstehen

Das Becken einige Male gegen Widerstand im Sitz nach ventral ziehen lassen. Dann den Patienten zum Stand kommen lassen, dabei Widerstand gegen das Becken geben. Während des Hochkommens zum Stand kippt der Therapeut das Becken nach dorsal.

Cross-Blocking: Der Therapeut kann das schwache Bein des Patienten dadurch unterstützen, daß er seinen Fuß lateral vom Fuß des Patienten und sein Knie medial von dessen Knie setzt. Hierdurch kann ein Varisieren im Fuß des Patienten und ein Valgisieren im Knie kontrolliert werden (Abb. 120 c).

8.2.4 Stand

Nachdem der Patient zum Stand hochgekommen ist, sofort in der gleichen Richtung, in der die Hände stehen, approximieren (exakte Handhaltung!). Nach der Approximation soll der Therapeut andauernden Widerstand geben. Stabilisierende Übungen des Kopfs, der Schultern, des Beckens und Kombinationen davon sind im Stand möglich.

8.2.5 Gehen (Abb. 121 und 122)

Schwungphase
- Der Therapeut dehnt am Becken an der Seite des Schwungbeins in posteriore Depression (Abb. 121 a).
- An der Seite des Standbeins bleibenden Widerstand gegen das Vorkommen des Beckens geben.
- Der Therapeut gibt jetzt einen kurzen Stretch an der Seite des Schwungbeins.
- Der Patient bewegt das Becken gegen Widerstand (Abb. 121 b) in anteriore Elevation.
- Die Bewegung mit übertriebener Hüftflexion (möglichst mehr als 90°) ausführen.
- Der Therapeut hält die Approximation und den Widerstand an der Seite des Standbeins.
- Das Becken bleibt während des ganzen Gehens mittels Lumbrikalgriffs nach dorsal gekippt.

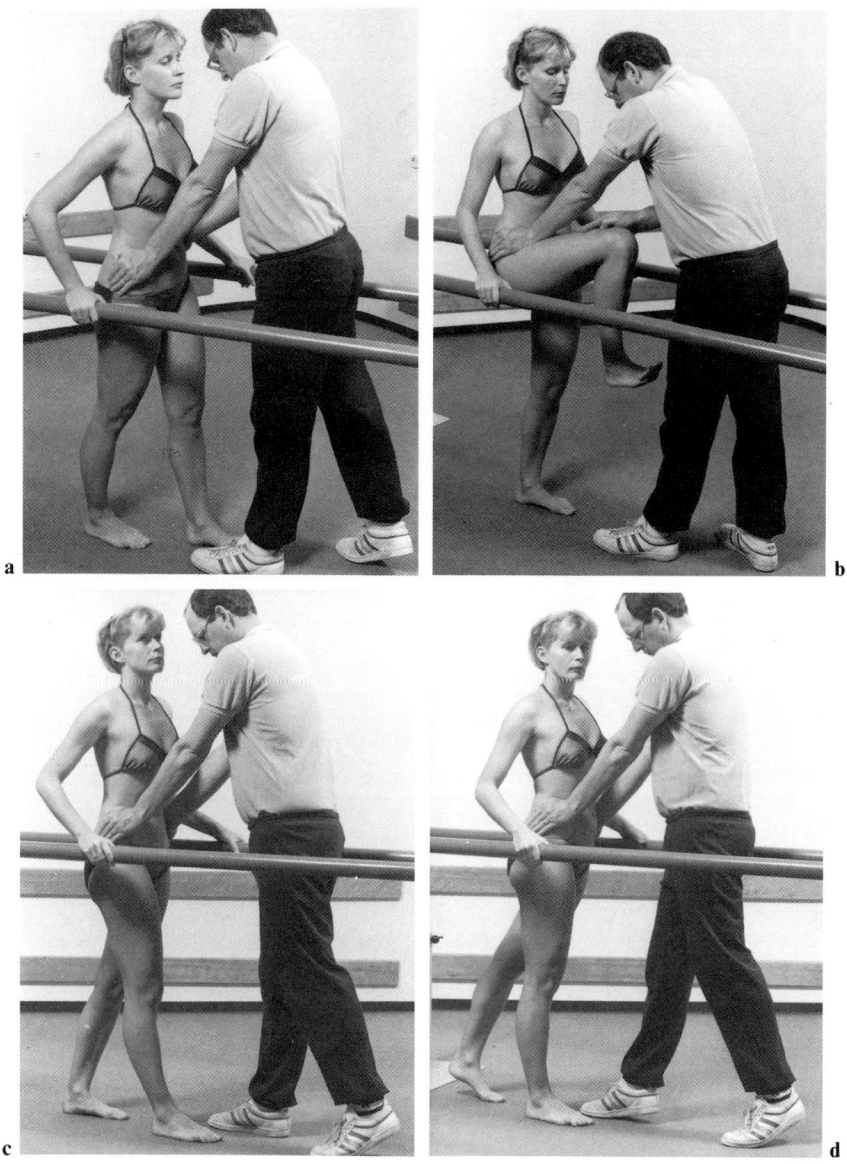

Abb. 121 a–d. Gehen. **a, b** Schwungphase. **c, d** Standphase

Standphase

- Der Patient bewegt das Becken über das Bein nach vorn.
- Sobald der Fuß den Boden berührt, gibt der Therapeut eine Approximation (Extension), gefolgt von sofortigem Widerstand (Abb. 121 c).
- Gegen Widerstand bewegt der Patient das Becken weiter nach vorn hoch, wodurch das Becken jetzt über das Standbein (Abb. 121 d) kommt.
- Der Therapeut kann jetzt wieder eine Approximation geben.

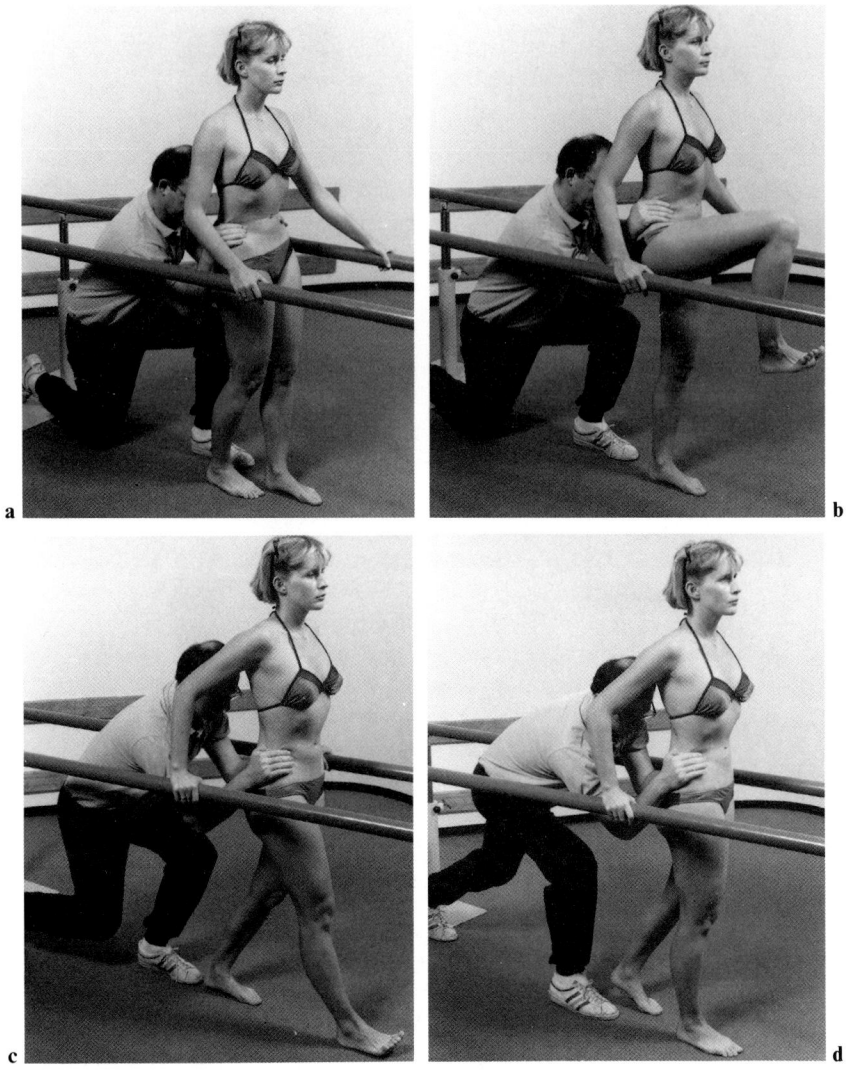

a
b
c
d

Abb. 122 a–d. Gehen. Der Therapeut steht hinter dem Patienten

Gehen

- Mit einer fließenden Bewegung gehen Stand- und Schwungphase ineinander über.
- Der Therapeut stretcht das Becken an der Seite des Schwungbeins in posteriore Depression.
- Der Patient bewegt Becken und Bein vorwärts hoch.
- Der Therapeut gibt an der Seite des Standbeins bleibenden Druck und Widerstand.
- Der Patient berührt mit dem Fuß des Schwungbeins den Boden.
- Der Therapeut gibt eine Quickapproximation und hält den Widerstand an, hierdurch bringt der Patient das Becken über das Standbein.
- Steht das Bein senkrecht, kann der Therapeut eine erneute Approximation geben.

140

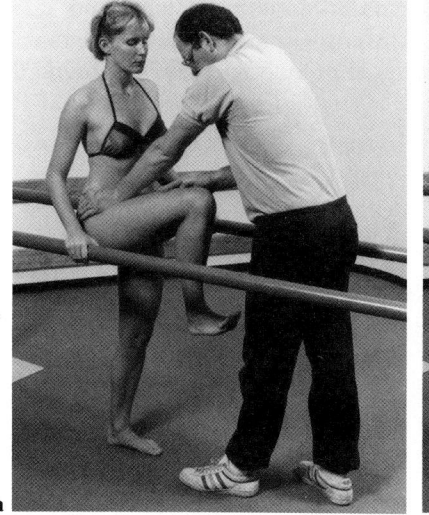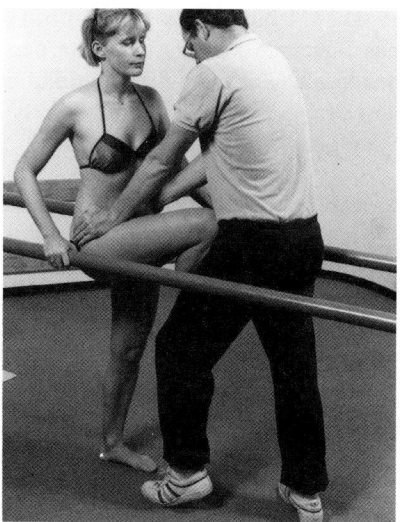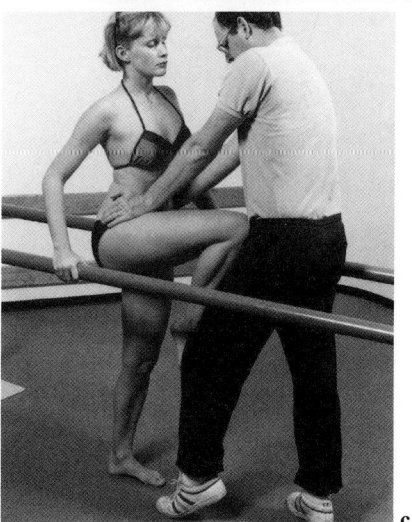

Abb. 123a-c. Stand mit betonter Hüftbewegung

Bemerkung. Der Therapeut kann das Gehen auch fazilitieren, wenn er hinter dem Patienten steht (günstig eventuell für kleine Therapeuten bei großen Patienten) (Abb. 122).

8.2.6 Stand mit betonter Hüftbewegung (Abb. 123)

Der Patient steht im Gehbarren. Ein Bein ist mehr als 90° in der Hüfte gebeugt. Der Therapeut unterstützt das Knie dieses Beins, oder der Patient hält es selbst hoch.

- Der Therapeut stabilisiert das Becken des Patienten in mehrere Richtungen.
- Der Patient bewegt das Becken an der Seite des Schwungbeins in anteriore Elevation. (Durch Restretch, wiederholte Kontraktion oder z.B. „combining of isotonics" zusätzlich zu betonen.)

Diese Übung dient zum Auftrainieren des M. quadratus lumborum und der schrägen Bauchmuskeln an der Seite des Schwungbeins, am Standbein zum Auftrainieren des M. glutaeus medius und minimus, der Hüft- und Knieextensoren und der Knieflexoren (in der Anfangsphase gegen die Überstreckung des Standbeins und am Ende der Standphase zur Hüftstreckung).

Beachte! Griffe und Körperbewegung:
- Bleibe nahe am Patienten,
- gute Beinarbeit,
- Widerstand vorzugsweise mit gestreckten Ellenbogen geben,
- Widerstand und Approximation von *oben* geben, nicht (durch falschen Griff) nach hinten drücken.

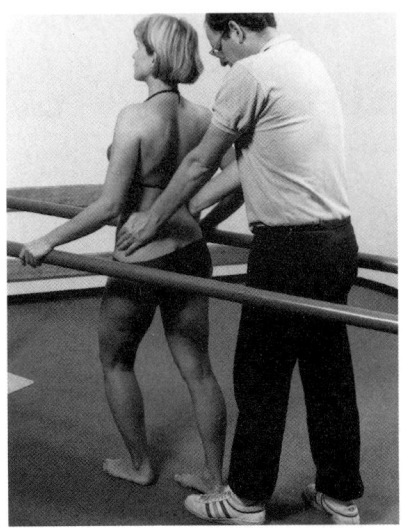
a

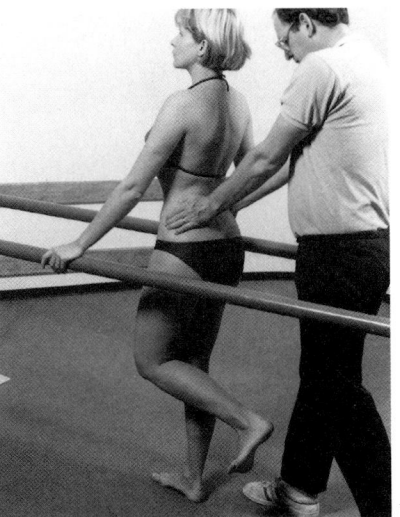
b

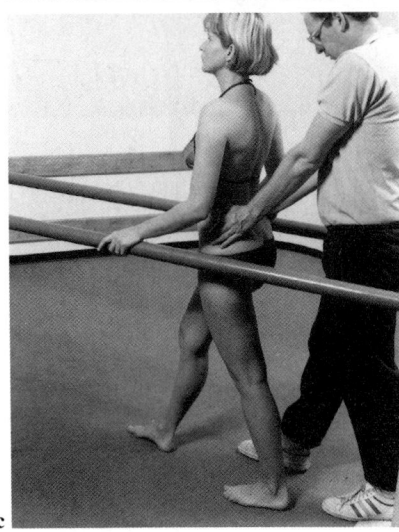
c

Abb. 124a–c. Rückwärtsgehen

142

8.2.7. Rückwärts Gehen (Abb. 124)

Der Therapeut legt die Hände auf die hinteren Beckenkämme.
- An der Seite des Schwungbeines Stretch in anteriore Depression geben.
- Im gleichen Augenblick Approximation wie beim Vorwärtsgang geben.

8.2.8 Seitwärts Gehen (Abb. 125)

Griffe. Der Therapeut legt seine hintere Hand im Lumbrikalgriff in Pronation auf den Beckenkamm, wodurch das Becken nach dorsal gekippt wird. Seine vordere Hand legt er in Supination auf den Oberschenkel. *Andere Möglichkeit:* Eine Hand auf den Beckenkamm, die andere auf die Schulter (Rumpfkontrolle).

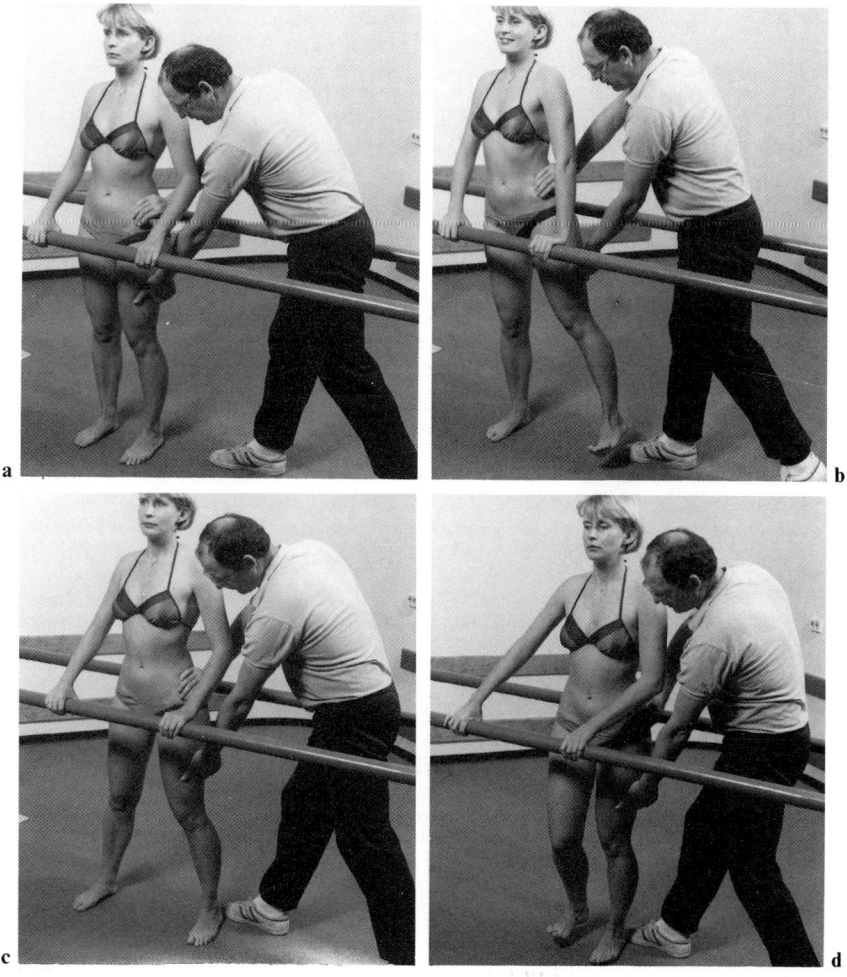

Abb. 125 a–d. Seitwärtsgehen

Ausführung

- Der Therapeut gibt einen Stretch am Becken in Depressions-/Adduktionsrichtung.
- Der Patient hebt das Becken, wodurch das Bein auch in Abduktionsrichtung gehoben wird (Abb. 125 b).
- Der Therapeut gibt an Becken und Bein gleichbleibenden Widerstand.
- Der Therapeut kann bei Bodenkontakt des Patienten eine Approximation geben.
- Der Therapeut gibt bleibenden Widerstand, wodurch das Becken senkrecht über das Standbein gestellt wird, hierbei erneut Approximation möglich.
- Der Therapeut gibt an Becken und Oberschenkel andauernd Widerstand, wodurch der Patient mit dem anderen Bein einen neuen Schritt macht (Abb. 125 d). Nur so kann eine fließende Bewegung entstehen.

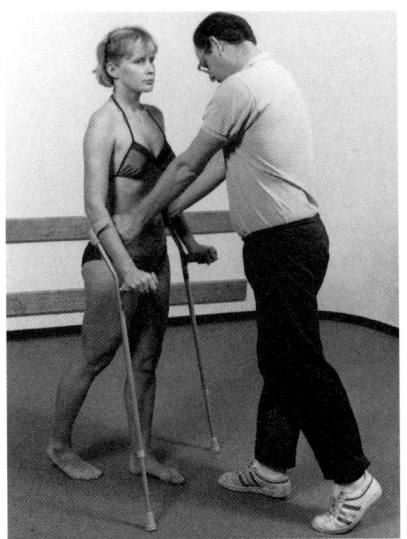

a

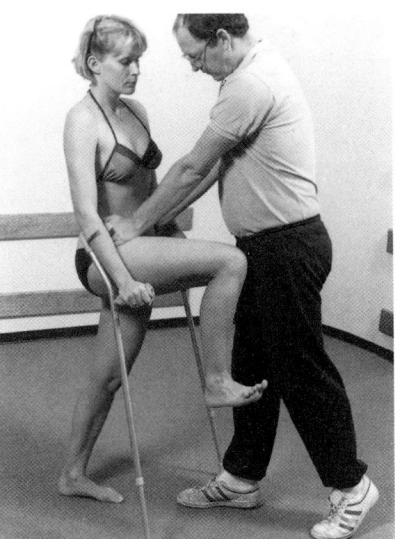

b

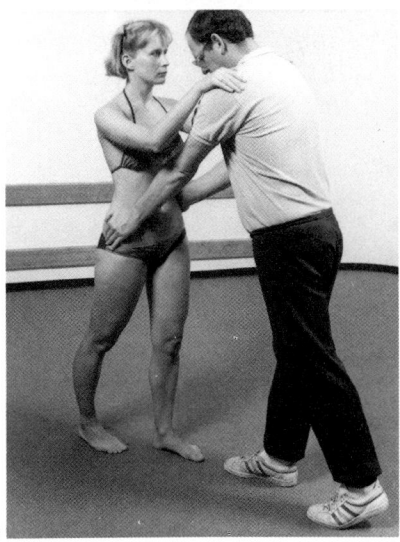

c

Abb. 126a–g. Gehen ohne Gehbarren

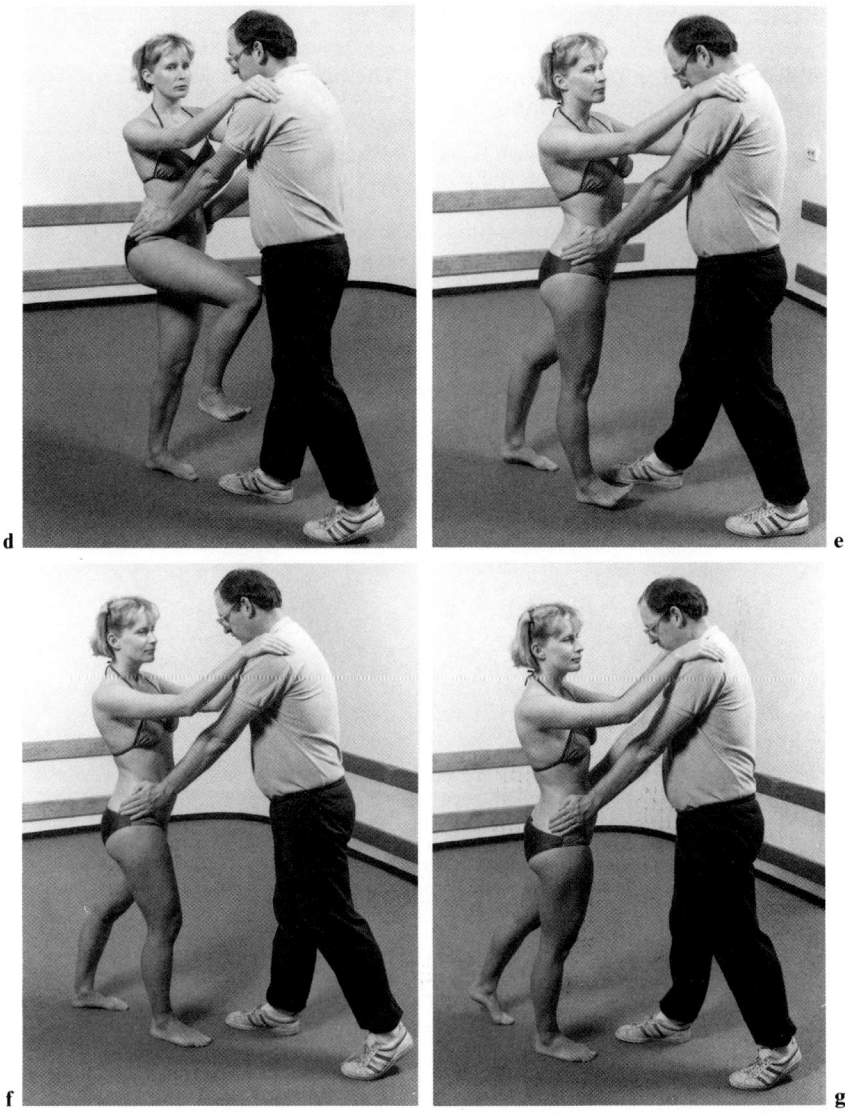

d   e

f   g

8.2.9 Gehen außerhalb des Gehbarrens (Abb. 126)

Wird außerhalb des Gehbarrens geübt, mit zwei Gehstützen oder ohne Hilfsmittel, mit Hilfe des Therapeuten oder auch frei, sind weniger Möglichkeiten vorhanden, um Stretch, Approximation oder Widerstand zu geben.

8.2.10 Treppensteigen

Während des Treppensteigens gibt der Therapeut meist am Becken Widerstand. Die Probleme des Patienten können sein:

- zu wenig Extension, um das Körpergewicht zu heben,
- zu wenig Flexion, um das Bein zu heben.

Angepaßte Fazilitation: Approximation, um die Extension zu fördern, und Stretch, um die Flexion und das Heben des Beins zu fördern.

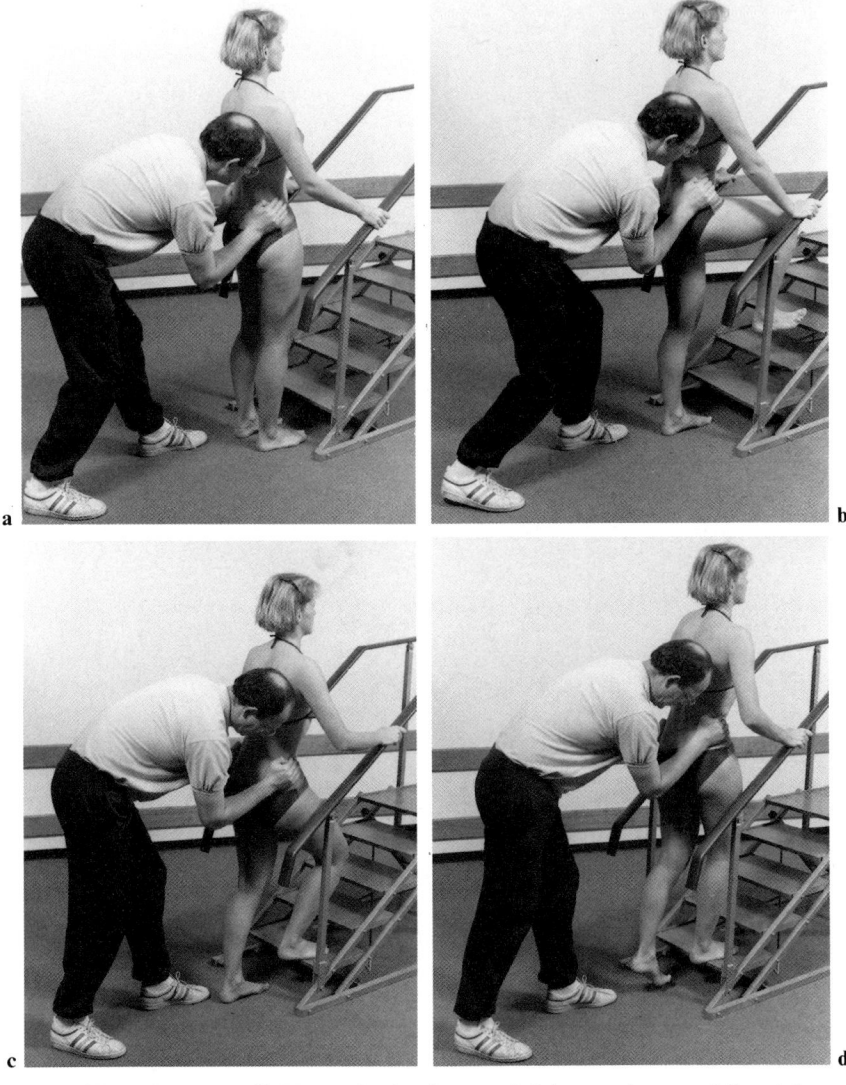

Abb. 127a–d. Vorwärts die Treppe hochsteigen. **a, b** Schwungphase. **c, d** Standphase

Vorwärts die Treppe hochsteigen (Abb. 127)
Der Therapeut gibt Widerstand am Becken. Er steht dabei vor oder hinter dem Patienten.

Vorwärts die Treppe heruntersteigen (Abb. 128)
Bei dieser Bewegung ist hauptsächlich exzentrische Muskelkontrolle nötig. Der Therapeut steht vor dem Patienten.

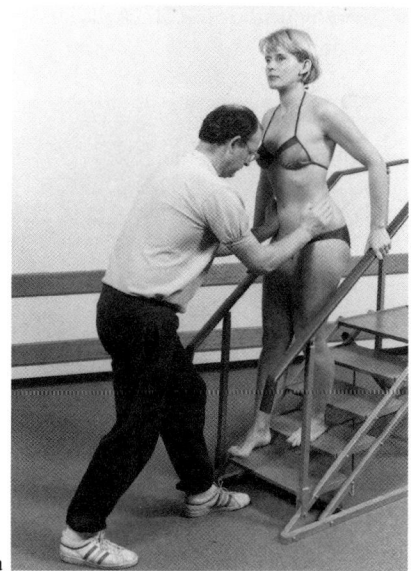
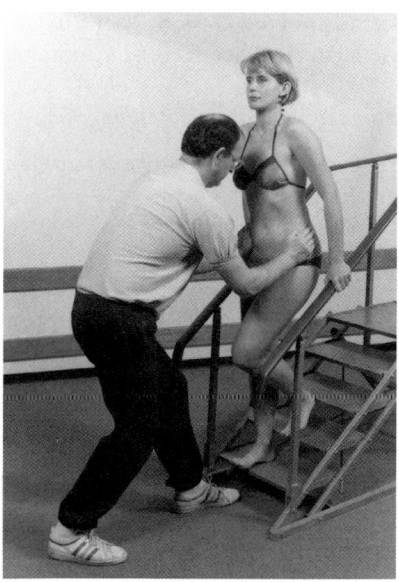

a   b

Abb. 128 a, b. Vorwärts die Treppe heruntersteigen

9 Vitale Funktionen

Fazilitation des Gesichts, der Zunge, der Atmung und des Schluckens sind indiziert bei Hemiparese, Facialisparese, Atmungsproblemen.

Stimulation und Fazilitation erfolgen durch:

a) Kurze Eisanwendung auf der Haut oder im Mund,
b) Quick stretch,
c) Widerstandsübungen – vorzugsweise bilateral.

9.1 Fazilitation der Gesichtsmuskulatur

Der Fazilitation der Gesichtsmuskeln (Abb. 129) dienen folgende Übungen:

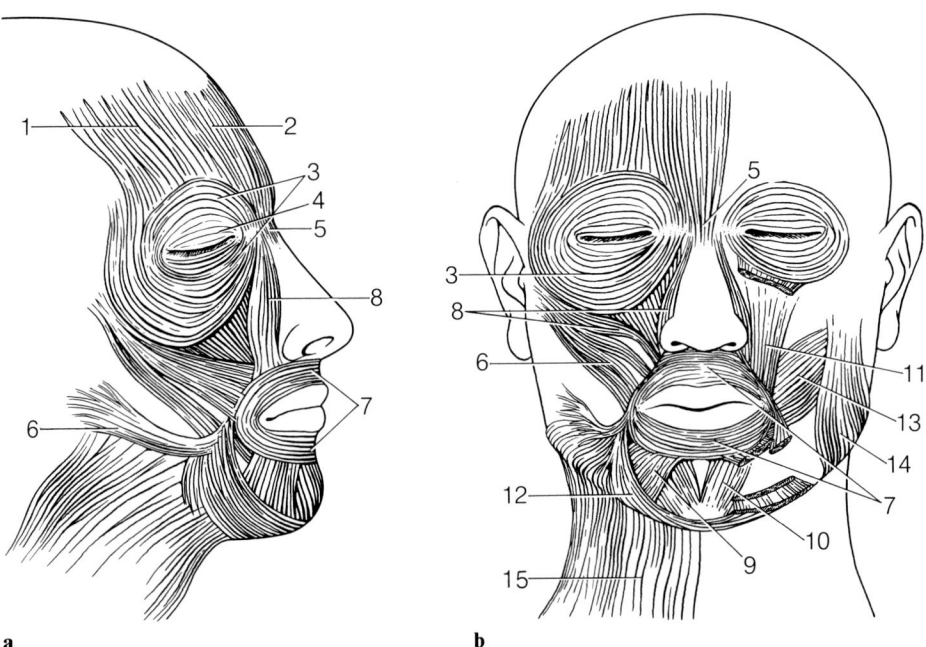

a   b

Abb. 129a, b. Schematische Darstellung der Gesichtsmuskeln. **a** Seitlich, **b** frontal. (Die Ziffern beziehen sich auf die Übungen, s. Text)

1) M. frontalis (Abb. 130)
Die Augenbrauen hochziehen, verwundert schauen. Die Stirn runzeln.
Widerstand auf der Stirn nach kaudal medial.

2) M. corrugator (Abb. 131)
Die Augenbrauen nach unten ziehen, senkrechte Falten über der Nasenwurzel machen.
Widerstand nach kranial, lateral.

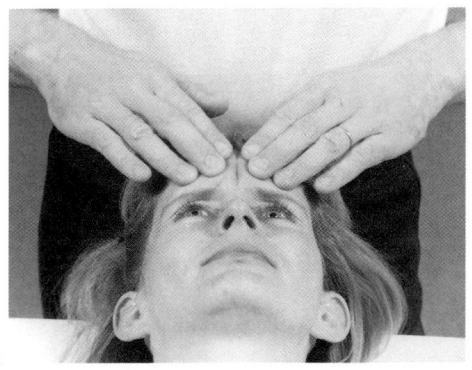 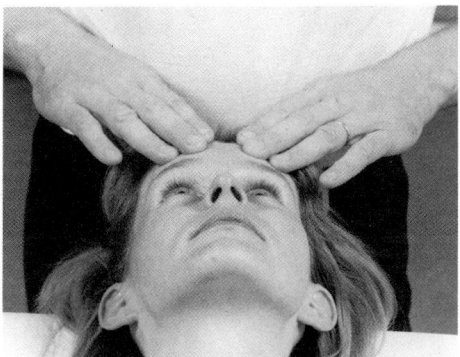

a   b

Abb. 130 a, b. Fazilitation des M. frontalis

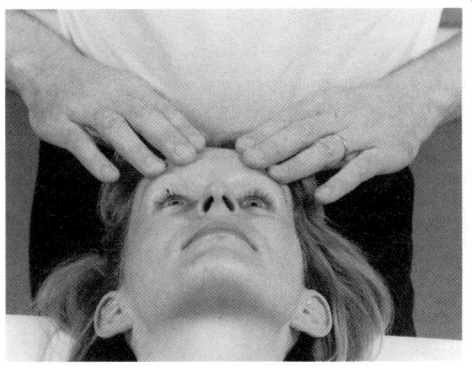 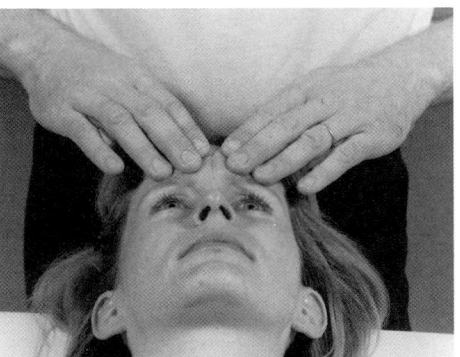

a   b

Abb. 131 a, b. Fazilitation des M. corrugator

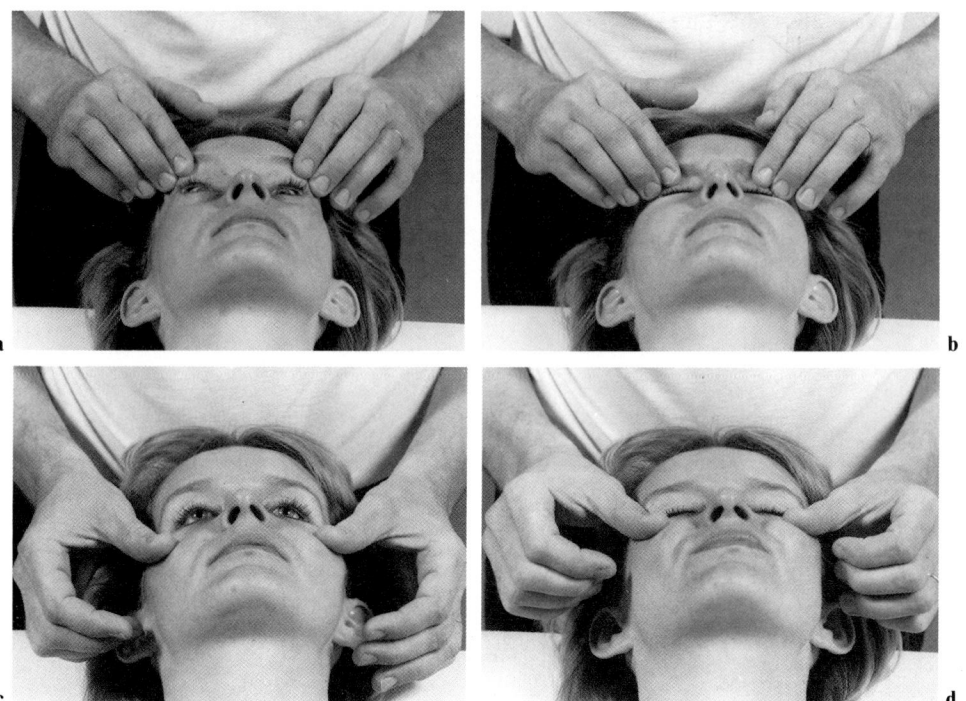

a

b

c

d

Abb. 132 a–d. Fazilitation des M. orbicularis oculi

3) M. orbicularis oculi (Abb. 132)
Die Augen schließen.
Widerstand unter und über dem Auge. Für das leichte Schließen subtilen Widerstand
auf den Augenlidern geben; nicht auf die Augäpfel drücken!

4) M. levator palpebrae superioris (Abb. 133)
Die Augen öffnen. Das obere Augenlid hochziehen.
Widerstand auf dem oberen Augenlid.

5) M. procerus (Abb. 134)
Die Nase hochziehen, die Nase rümpfen.
Widerstand knapp neben der Nase nach unten und etwas nach lateral.

6) M. risorius und M. zygomaticus major (Abb. 135)
Schräges Hochziehen der Mundwinkel wie beim Lachen.
Widerstand gegen die Mundwinkel nach medial und leicht nach ventral.

150

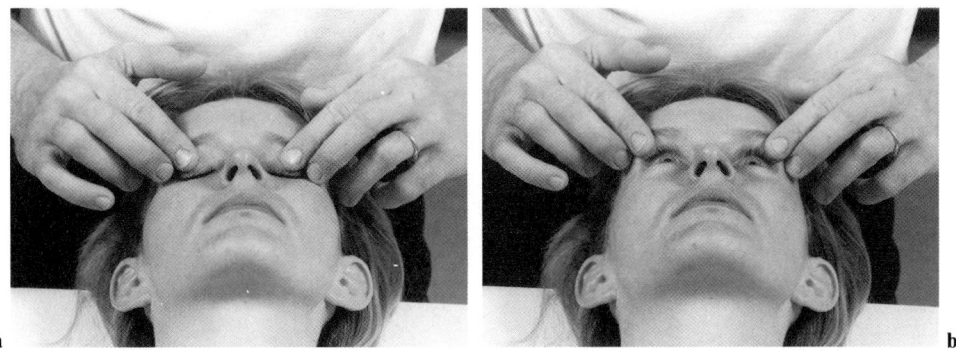

Abb. 133a, b. Fazilitation des M. levator palpebrae superioris

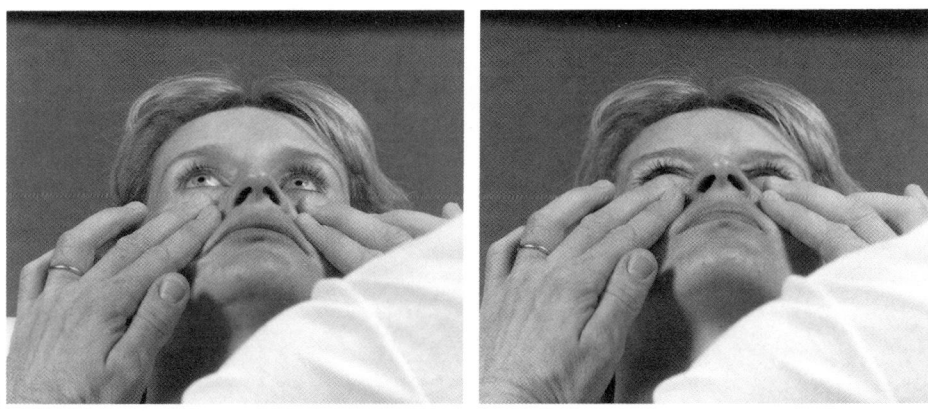

Abb. 134a, b. Fazilitation des M. procerus

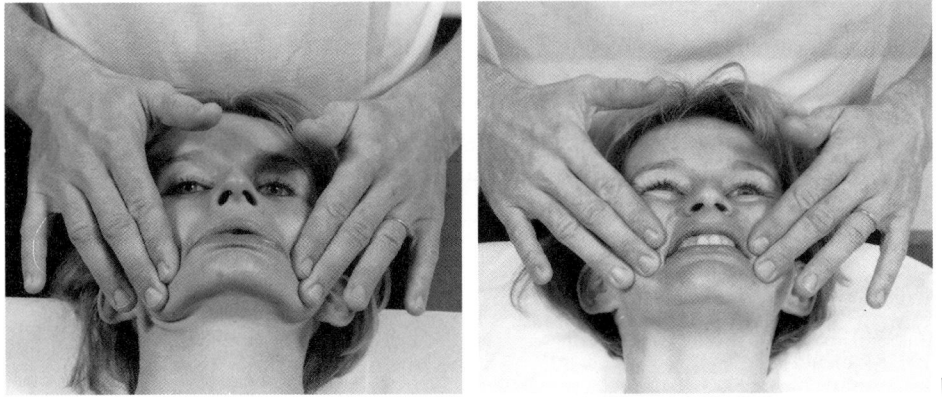

Abb. 135a, b. Fazilitation von M. risorius und M. zygomaticus major

151

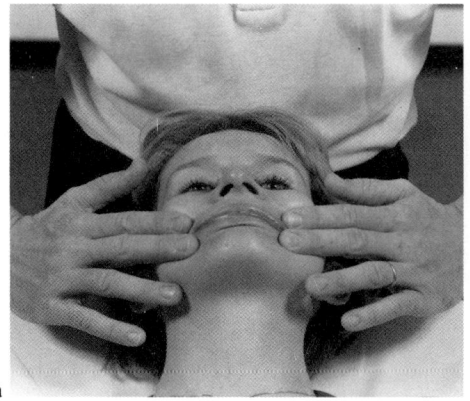 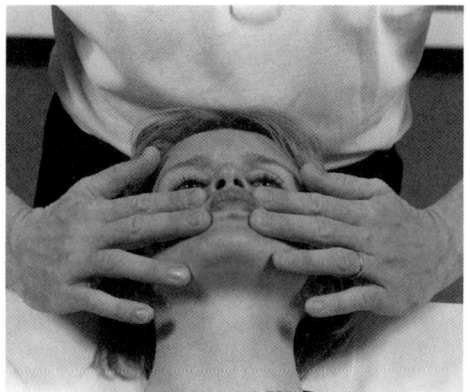

a   b

Abb. 136a, b. Fazilitation des M. orbicularis oris

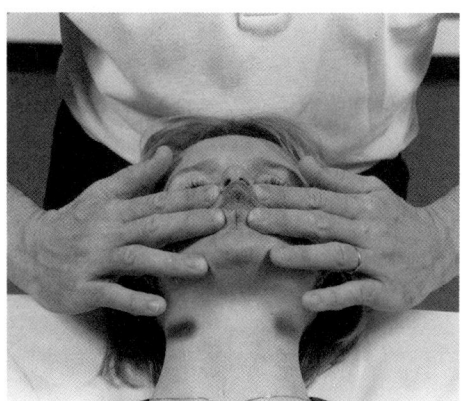 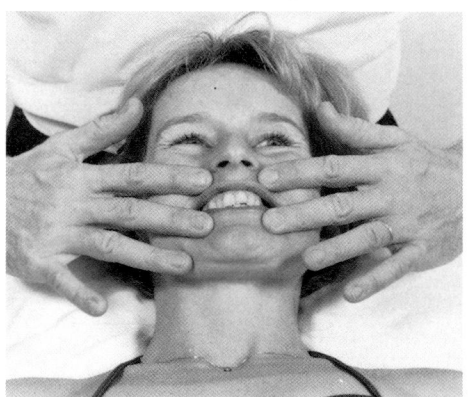

a   b

Abb. 137a, b. Fazilitation des M. levator labii superioris

7) M. orbicularis oris (Abb. 136)
Die Lippen nach vorn bringen wie beim Pfeifen und Küssen.
Widerstand auf Ober- und Unterlippe nach lateral.

8) M. levator labii superioris (Abb. 137)
Die Nasenflügel und die Oberlippe hochziehen; die oberen Zähne zeigen.
Widerstand auf der Oberlippe nach unten und leicht medial.

9) M. depressor labii inferioris
Die Unterlippe nach unten ziehen, die unteren Zähne zeigen. Widerstand auf der Unterlippe nach oben.

10) M. mentalis
Unterlippe und Kinn runzeln.
Widerstand auf dem Kinn nach unten.

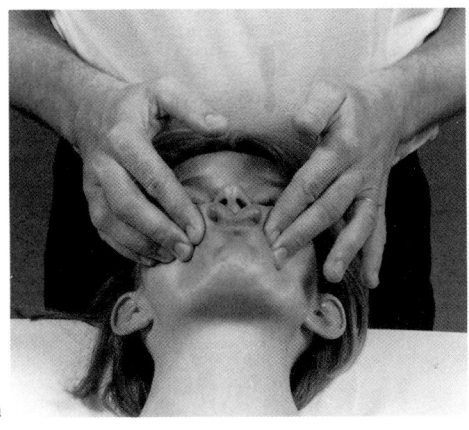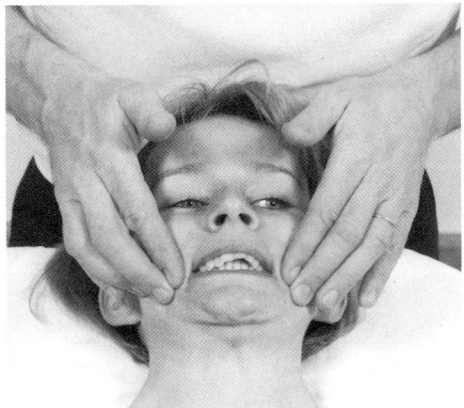

a   b

Abb. 138a, b. Fazilitation des M. depressor anguli oris

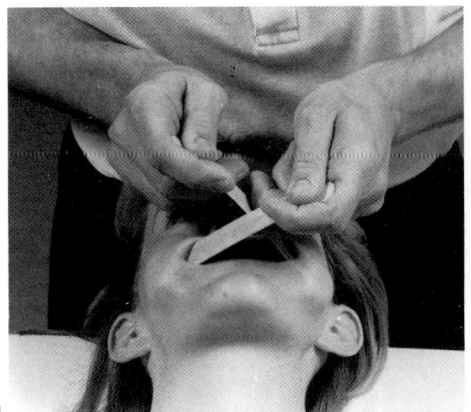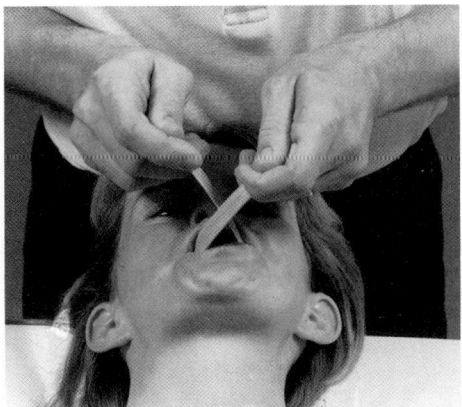

a   b

Abb. 139a, b. Fazilitation des M. buccinator

11) M. levator anguli oris
Die Mundwinkel hochziehen.
Widerstand auf den Mundwinkeln nach unten.

12) M. depressor anguli oris (Abb. 138)
Die Mundwinkel nach unten ziehen.
Widerstand gegen die Mundwinkel nach oben.

13) M. buccinator (Abb. 139)
Die Wangen zwischen die Zähne saugen.
Widerstand im Mund mit den Fingern oder mit Spateln an der Wangeninnenseite.

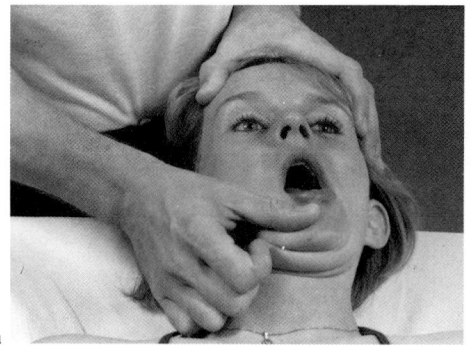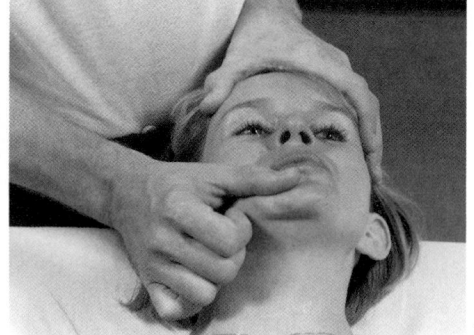

a   b

Abb. 140a, b. Fazilitation des M. masseter

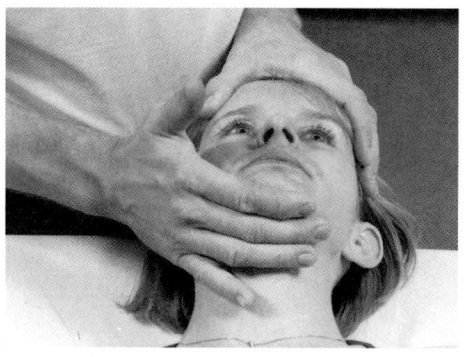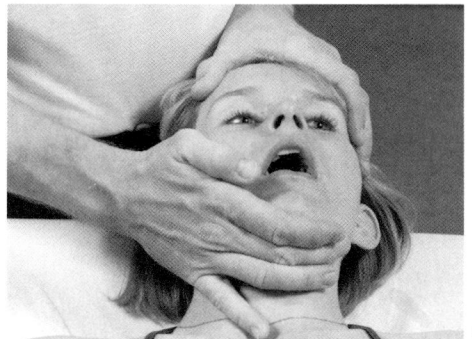

a   b

Abb. 141a, b. Fazilitation des M. platysma

14) M. masseter (Abb. 140)
Den Mund schließen, beißen.
Widerstand auf dem Unterkiefer nach diagonal unten.

15) M. platysma (Abb. 141)
Das Kinn nach unten ziehen.
Widerstand unter dem Kiefer gegen das Öffnen des Mundes. Hier wie bei 14) diagonaler Widerstand.

Kieferbewegungen
- Das Mundöffnen ist zusammen mit der Nackenflexion zu üben.
- Das Mundschließen mit Nackenextension.
- Der Mundschluß und das Zubeißen sind gut durch Einklemmen eines Spatels zu fazilitieren.
- Pro- und Retraktion des Kiefers sind besonders bei Spastik wichtig.
- Benutze einen Spiegel, so daß der Patient seine eigenen Übungen sehen kann (s. Abb. 142 f).

154

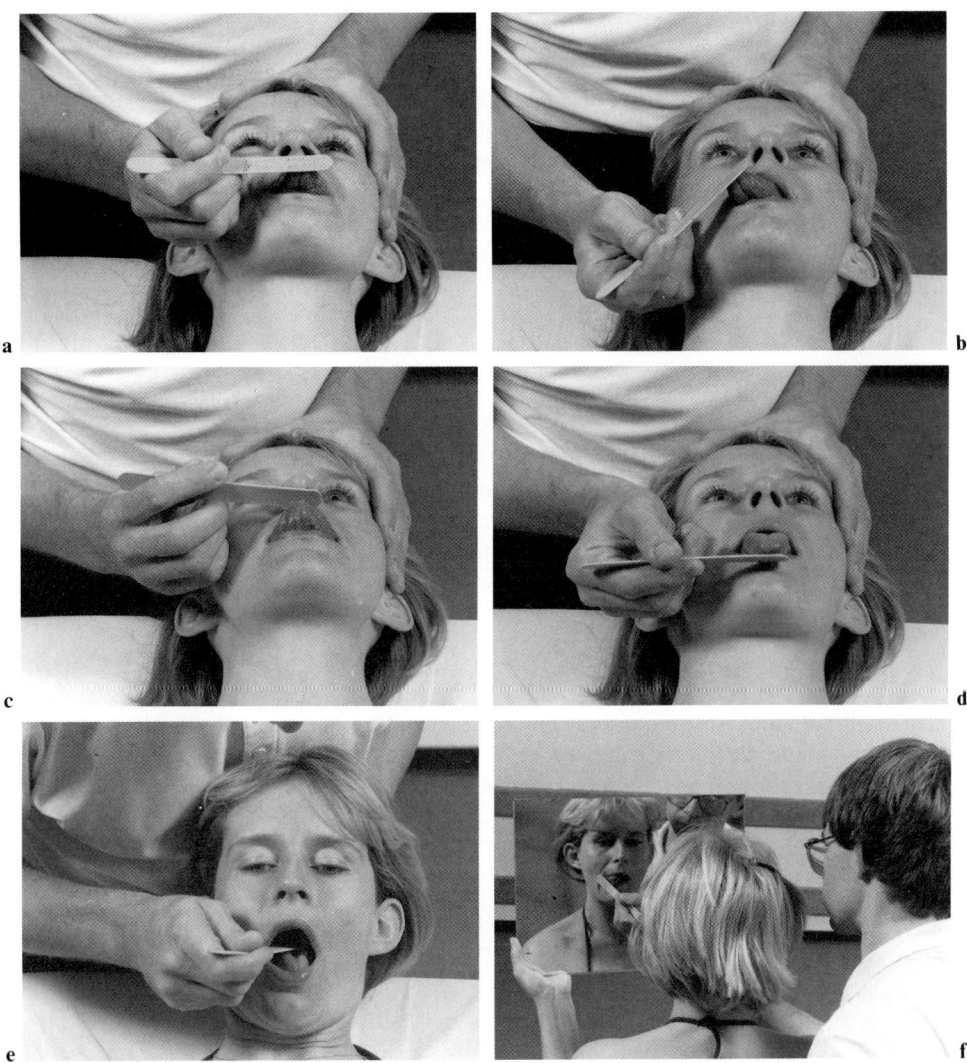

Abb. 142 a-f. Zungenbewegungen

9.2 Zungenbewegungen

Um die Zungenbewegungen zu üben, ist der Gebrauch eines Spatels ratsam. Diesen vor Gebrauch gut befeuchten. Eiswürfel im Mund können stimulierend wirken.
Die folgenden Bewegungen sind zu fazilitieren:

- Die Zunge gerade nach vorn ausstrecken (Abb. 142 a).
- Die Zunge nach links und rechts ausstrecken (Abb. 142 b).
- Die Zunge zur Nase bringen (Abb. 142 c).
- Die Zunge zum Kinn bringen (Abb. 142 d).
- Den Zungengrund heben (Abb. 142 e).

9.3 Schlucken (Abb. 143)

Die Stimulation des Zäpfchens und des Gaumensegels kann durch ein Stäbchen oder einen Spatel oder am günstigsten durch einen in Wasser getauchten und gefrorenen Watteträger erfolgen. Man streicht sanft von lateral gegen das Zäpfchen, um eine Kontraktion zu erreichen.

Das eigentliche Schlucken wird verbessert durch Widerstand gegen das Hochziehen des Kehlkopfs. Lumbrikalgriff zwischen Daumen und Fingern gibt Widerstand nach unten.

9.4 Sprechstörungen

Neben dem Stimulieren der Mundmotorik ist es wichtig, den Patienten hohe und tiefe Töne produzieren zu lassen. Üben kann man von hoch nach tief und auch umgekehrt. Den Kehlkopf dabei von rechts nach links bewegen. Relaxieren bei Patienten, die zu hoch sprechen, und Stimulieren bei Patienten, die zu tief sprechen.

9.5 Atmung

Um die Einatmung zu stimulieren, kann man einen Stretchreflex auf die Atemmuskeln geben. Während des Einatmens ist es möglich, den Stretchreflex zu wiederholen, sobald die Inspiration nachläßt. Dies kann in verschiedenen Ausgangsstellungen aufgeführt werden.

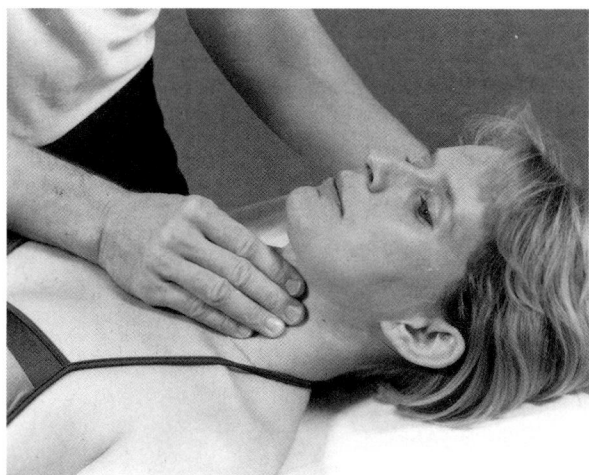

Abb. 143. Schlucken

156

Rückenlage (Abb. 144)
- Mit beiden Händen auf das Sternum schräg nach unten drücken (zum Kreuzbein.) (Abb. 144 a).
- Mit beiden Händen auf den unteren Thorax (Abb. 144 b) oder für den oberen Thorax auf den M. pectoralis major drücken. Der Therapeut setzt dabei seine Hände schräg mit den Fingern nach distal und lateral auf.

Seitenlage (Abb. 145)
Die Hände des Therapeuten drücken oben auf die Thoraxseite. Die Finger sind wieder nach unten gerichtet.

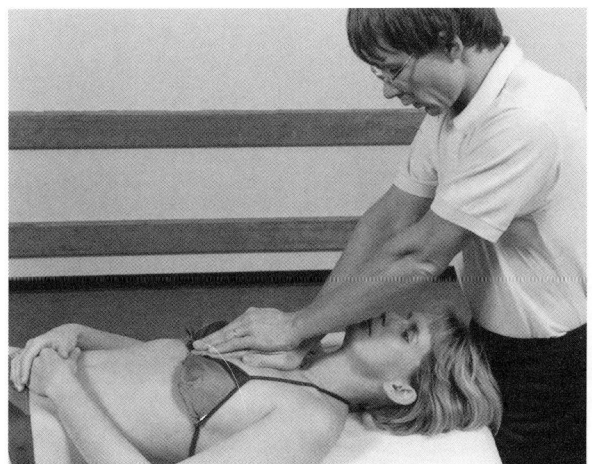
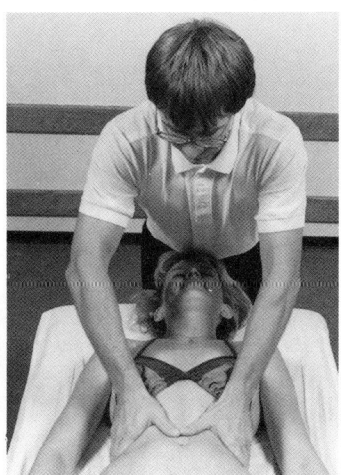

a
b

Abb. 144a, b. Atmung in Rückenlage

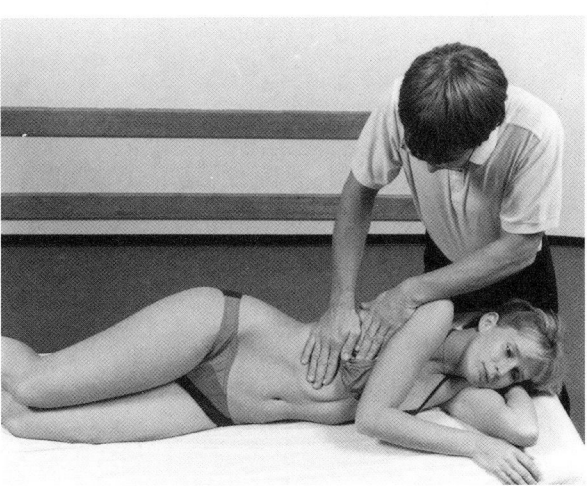

Abb. 145. Atmung in Seitenlage

Bauchlage (Abb. 146)

Die Hände des Therapeuten liegen an beiden Seiten auf den Rippen und sind schräg nach lateral gerichtet. Für den oberen oder unteren Thorax.

Ellbogenstütz (Abb. 147)

Eine Hand des Therapeuten auf dem Sternum und eine Hand auf der dorsalen Seite des Thorax. Er drückt mit beiden Händen zueinander nach kaudal.

Fazilitieren des Diaphragmas in Rückenlage (Abb. 148)

Der Therapeut drückt seine Daumen möglichst in ganzer Länge unter die Rippenbögen. Nicht nur die Daumenspitzen einsetzen. Der Stretch kann nur bei gut entspannter oder paretischer Bauchmuskulatur ausgeführt werden. Danach gegen die Bauchatmung Widerstand geben.

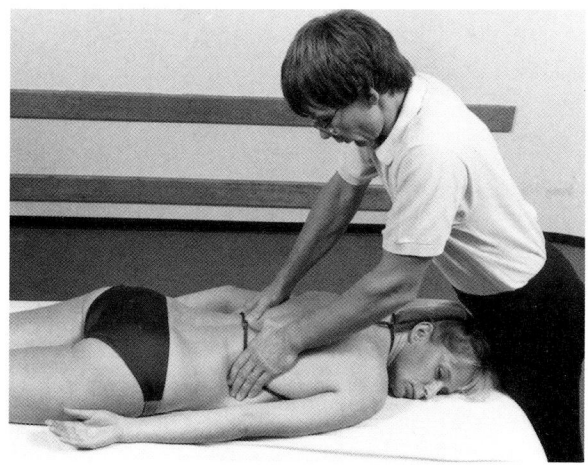

Abb. 146. Atmung in Bauchlage

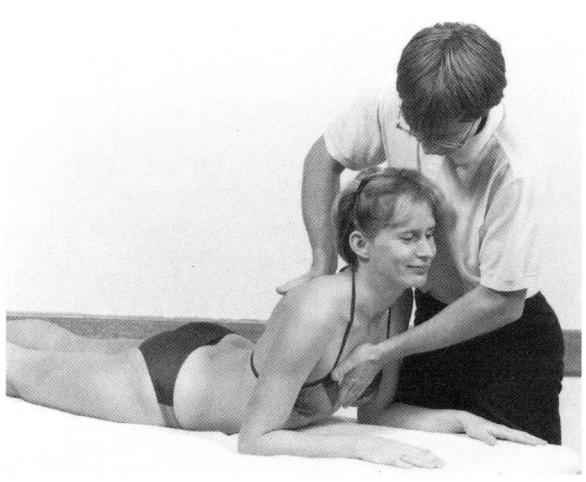

Abb. 147. Atmung im Ellbogenstütz

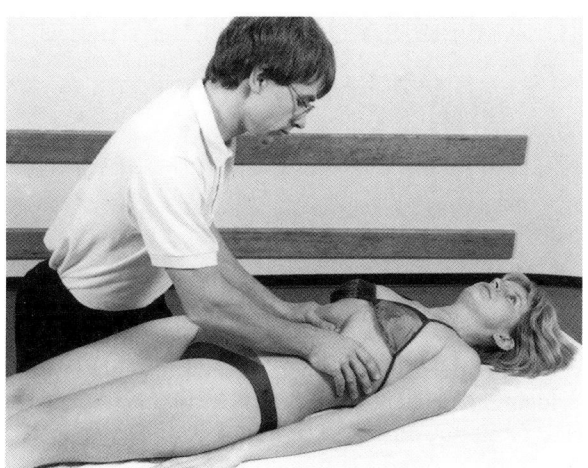

Abb. 148. Fazilitieren des Diaphragmas in Rückenlage

10 Aktivitäten des täglichen Lebens

Die Beherrschung der „Aktivitäten des täglichen Lebens" ist Voraussetzung für die Selbständigkeit der Patienten. In den vorangegangenen Kapiteln wurden eine Reihe von Aktivitäten beschrieben, die dazu gehören, z.B. die Mattenaktivitäten (Rollen, Bridging, Kriechen, Kniestand, Hochkommen zum Stand) Stand, Gehen, Nackenmuster, Gesicht, Atmung, Schlucken usw. Daneben gibt es noch eine Vielzahl anderer

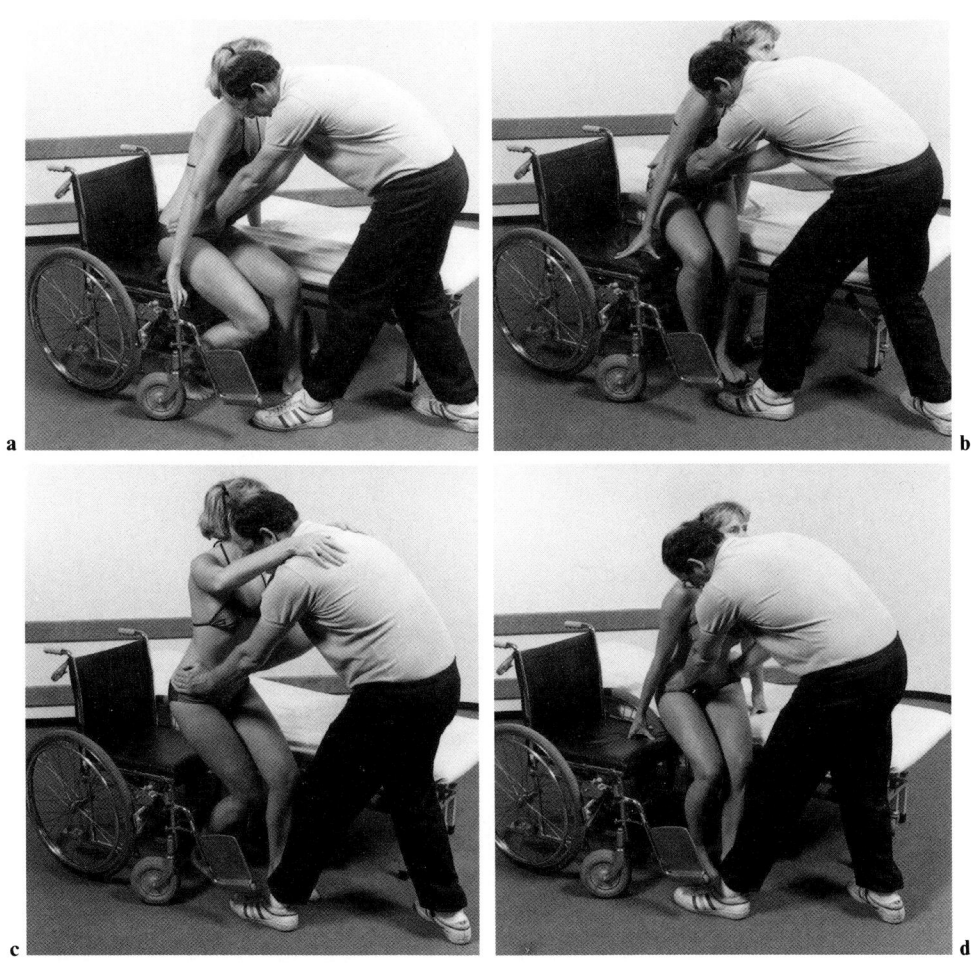

a b c d

Abb. 149 a-f. Umsetzen vom Rollstuhl

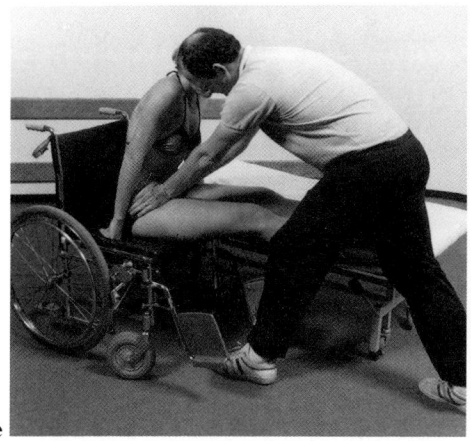
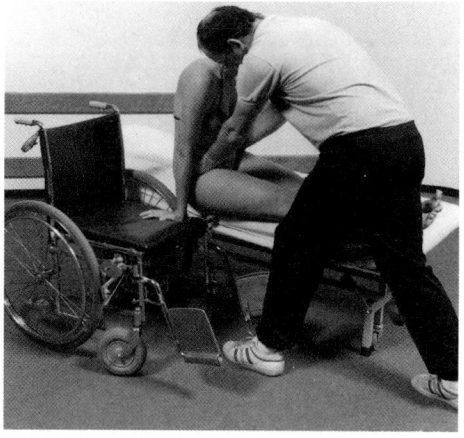

e   f

ADL-Aktivitäten, die ebenfalls geübt werden können. Auch hier kann Widerstand gegeben werden, ohne dabei perfekt in Diagonalen zu denken. Wenn möglich soll jedoch von den Grundprinzipien Gebrauch gemacht werden (Widerstand, Griffe, Pattern, verbale und visuelle Stimulation usw.). Grundgedanke dabei ist, daß durch Einsatz der bewährten PNF-Grundprinzipien ein schnelleres Lernen der Aktivitäten des täglichen Lebens möglich ist.

Einige praktische Anregungen:

- Transfer vom Rollstuhl zu Bett, Dusche, Stuhl, Toilette, Auto (Abb. 149).
- Anziehen, Ausziehen (Abb. 150), Waschen, Selbstversorgung.
- Viele Aktivitäten aus der Ergotherapie.

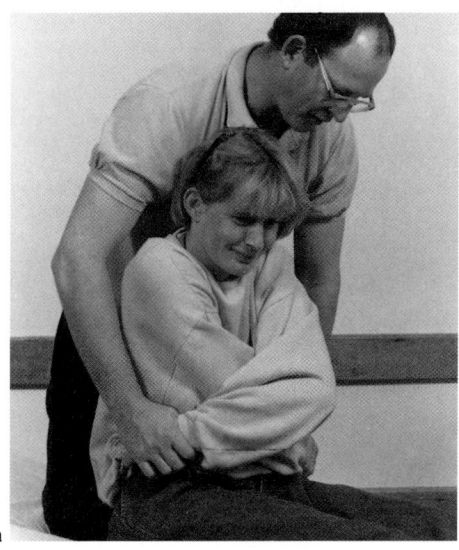
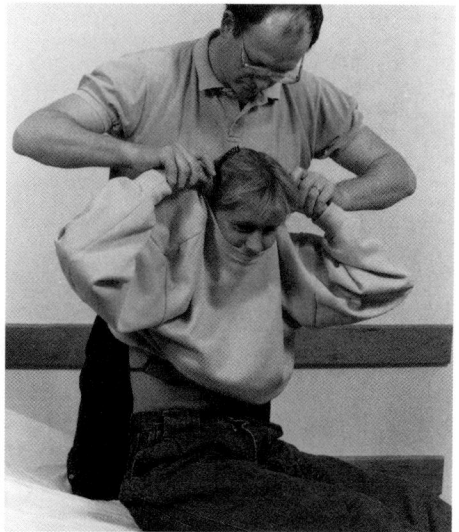

a   b

Abb. 150 a–j. An- und Ausziehen

161

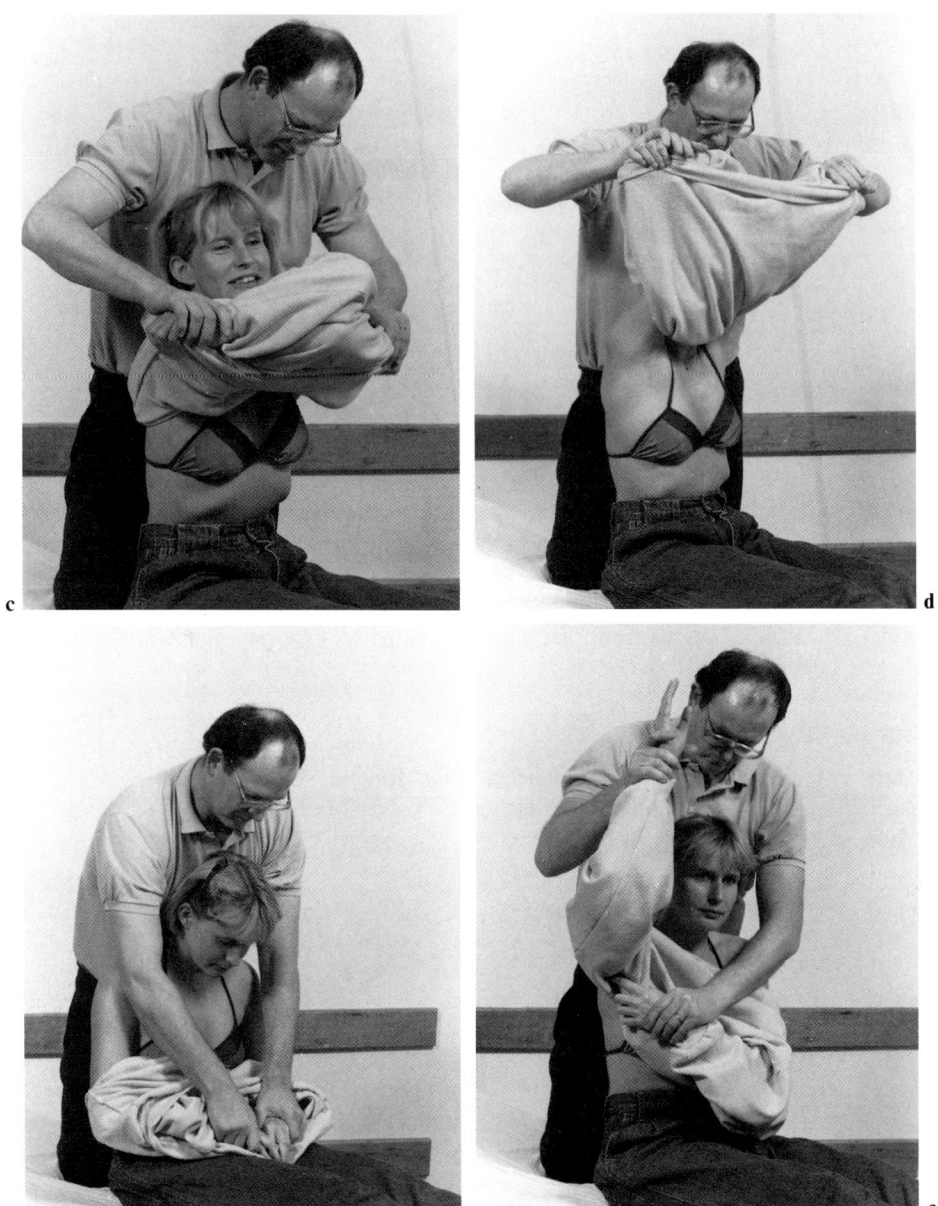

c

d

e

f

Abb. 150c–f

162

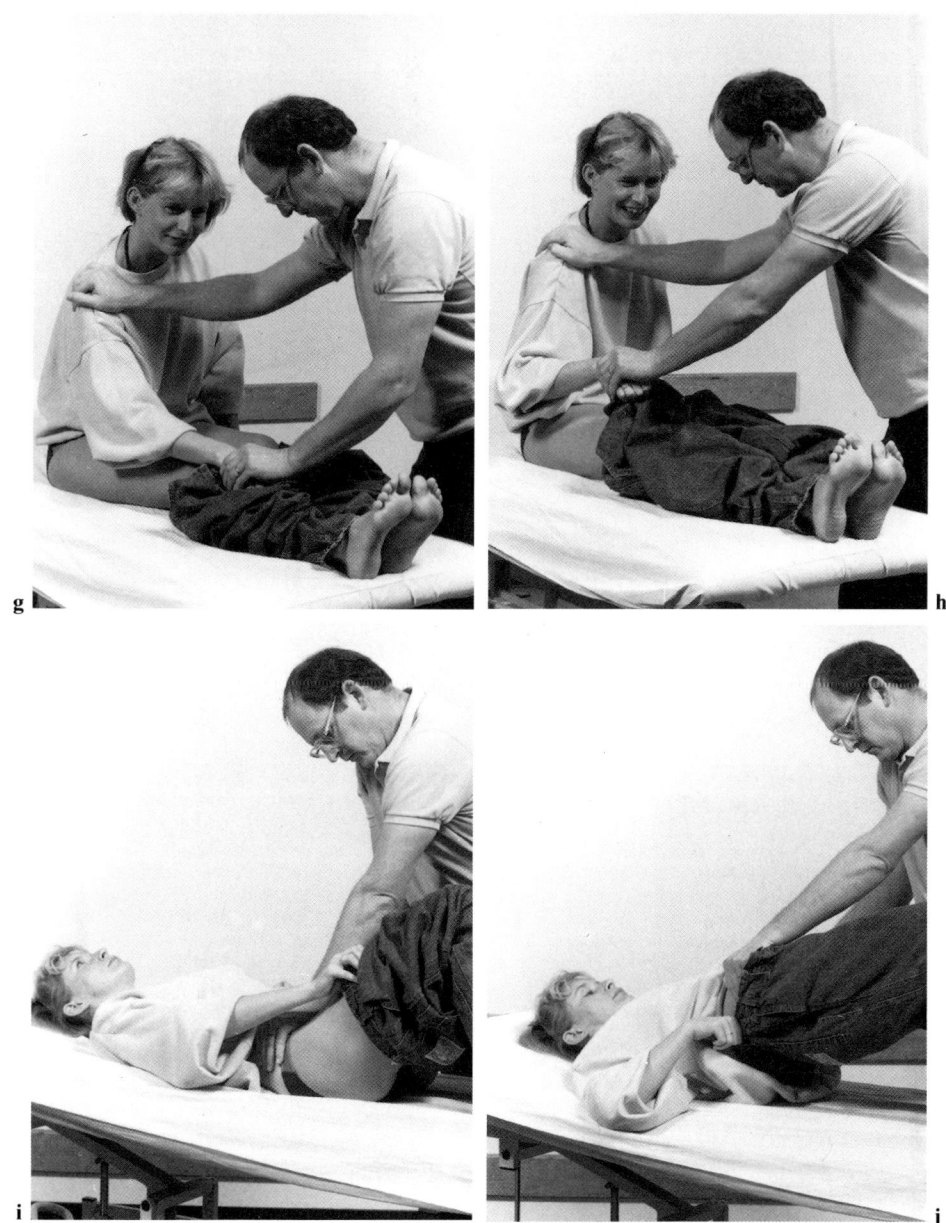

g

h

i

j

Abb. 150g-j

Glossar

After discharge/ nach Entladung	Der Effekt einer Kontraktion oder eines Stimulus dauert noch etwas an, nachdem der Stimulus vorbei ist. Die „after discharge" ist um so größer, je länger und intensiver dieser Stimulus war.
Approximation/Druck	Zusammendrücken oder Verkürzen eines Segments oder einer Extremität zur Verbesserung der muskulären Antwort und Erhöhung der Stabilität. *Quick approximation:* Schnelle Kompression mit darauffolgender Aufrichtereaktion oder Stoßbewegung. *Maintained approximation:* Anhaltender Druck zur Aufrechterhaltung einer bestimmten Haltung.
Bilateral	Gleichzeitiges Bewegen beider Arme und/oder Beine. *Bilateral asymmetrisch:* Beide Gliedmaßen in verschiedenen Diagonalen in die gleiche Richtung bewegen. *Bilateral asymmetrisch reziprok:* Beide Gliedmaßen in verschiedenen Diagonalen und in entgegengesetzter Richtung bewegen. *Bilateral symmetrisch:* Beide Gliedmaßen in der gleichen Diagonalen und der gleichen Richtung bewegen. *Bilateral symmetrisch reziprok:* Beide Gliedmaßen in der gleichen Diagonale, aber in die entgegengesetzte Richtung bewegen.
Chopping	Übung zur oberen Rumpfflexion (s. 6.2.1).
Elongated state	Vordehnung, bei der alle synergistischen Muskeln der Diagonalen optimal unter Spannung sind, so daß der Dehnreflex so gut wie möglich auszulösen ist.
Exzitation	Auslösen oder Verbessern von Kontraktionen.
Fazilitation	Fördern bzw. Erleichtern von motorischen Aktivitäten.
Groove/Diagonale	Bewegungsbahn, in der oder zu der die Pattern parallel verlaufen. Der Widerstand wird immer in dieser Bewegungsrichtung gegeben. Der Therapeut steht immer in der Diagonalen, d.h. der Linie: Schulter – kontralaterale Hüfte.
Grundprinzip	Ein Fazilitationsmittel, das bei PNF konstant angewandt wird.

Hold	Widerstand, den der Patient halten soll, ohne daß eine Bewegung auftritt.
Inhibition	Hemmung, Entspannung von störenden Kontraktionen.
Irradiation	Überfließen von Nervenimpulsen (= Overflow). Dies ist ein Funktionsprinzip unseres neuromuskulären Systems. Irradiation tritt innerhalb eines Musters auf; bei bilateraler Arbeit, bei massalen Mustern oder bei zentralen Reflexen.
Kontraktion	*Isotone Kontraktion:* Kontraktion, wobei im wesentlichen der Muskeltonus gleichbleibt, aber eine Bewegung stattfindet.
	Isometrische Kontraktion: Nur eine Tonussteigerung tritt auf, keine Bewegung.
	Konzentrische Kontraktion: Kontraktion, bei der Ursprung und Ansatz der kontrahierenden Muskeln sich annähern.
	Exzentrische Kontraktion: Kontraktion, bei der Ursprung und Ansatz der kontrahierenden Muskeln sich voneinander entfernen.
	Repeated contractions: Wiederholte Kontraktionen, wobei nach einem Teil der Bewegungsbahn ein Restretch die Kontraktion verstärkt.
Lifting	Übung zur oberen Rumpfextension (s. 6.2.2).
Lumbrikalgriff	Der Griff der Hände, bei dem besonders die Mm. lumbricales arbeiten, d. h. die MCP-Gelenke sind gebeugt, die DIP- und PIP-Gelenke bleiben gestreckt. Mit diesem Griff können sehr gut Zug und Rotationswiderstand gegeben werden.
Overflow	Siehe Irradiation.
Pivot	Das Gelenk oder der Körperabschnitt (z. B. Wirbelsäule), in dem die Bewegung stattfindet.
Reinforcement/Verstärkung	Das bewußte Beeinflussen von schwächeren Teilen die man durch ausgewählte, stärkere Komponenten verstärkt, und zwar sowohl innerhalb eines Patterns als auch durch den Overflow in andere Körperteile.
Reversal	Antagonistisches Muster, welches auf das agonistische Muster folgt. Günstige Art der Fazilitation, die neurophysiologisch auf der reziproken Innervation und der sukzessiven Induktion basiert.
	Stabilizing reversal: Das Wechseln von stabilisierendem Widerstand, entweder in der gleichen Diagonale, in entgegengesetzten Diagonalen oder in verschiedenen Körperteilen.

166

Reziproke Innervation	Exzitation des Agonisten geht einher mit Inhibition des Antagonisten. Dies ist eine Grundlage für koordiniertes Bewegen.
Stretch	Dehnung, auch Dehnung durch Zug. *Quick stretch:* Kurze schnelle Dehnung, die benötigt wird, um den Dehnreflex auszulösen. *Restretch:* Ein erneuter Stretch, in der Regel innerhalb eines Bewegungsmusters. *Slow stretch:* Dehnung, die benötigt wird um eine Gliedmaße in einen „elongated state" zu bringen. *Stretchreflex:* Dehnreflex. *Stretchstimulus:* Der Stimulus, der vom „elongated state" (der Vordehnung) ausgeht.
Sukzesive Induktion	Grundlage der Reversaltechniken. Kontraktion des Antagonisten ergibt eine unmittelbar folgende, erhöhte Reizbarkeit des Agonisten.
Summation	Das Addieren von eigentlich unterschwelligen Reizen führt zur Exzitation (Kontraktion). *Räumliche Summation:* Gleichzeitige unterschwellige Stimuli aus verschiedenen Teilen des Körpers können sich addieren. Deshalb den Overflow möglichst vieler Komponenten zur Verstärkung benutzen und nicht nur mit einer Extremität arbeiten. *Zeitliche Summation:* Addition von kurz aufeinanderfolgenden Reizen. So kann es durch Summation eigentlich unterschwelliger Reize trotzdem zu einer Überschreitung des Schwellenwertes kommen.
Technik	Fazilitationsmittel, das bewußt gewählt wird, um ein spezifisches Ziel zu erreichen.
Thrust	Stoßbewegungen.
Timing	*Normal Timing:* Der Bewegungsablauf oder die Bewegungsfolge, die aus einer koordinierten Bewegung resultiert und von distal nach proximal verläuft. *Timing for emphasis:* Betonung von einzelnen Komponenten in der Bewegungsfolge, so daß schwächere besonders stimuliert werden. Dies erfolgt besonders durch optimalen Widerstand an den starken Teilen des Musters.
Unilateral	Bewegen nur eines Arms oder Beins.

Literatur

Lehrbücher

Knott M, Voss DE (1968) Proprioceptive neuromuscular facilitation, patterns and techniques, 2nd edn. Harper & Row, New York
Deutsche Ausgabe: Knott M, Voss DE (1981) Komplexbewegungen. Fischer, Stuttgart
Sullivan PE, Markos PD, Minor MAD (1982) An integrated approach to therapeutic exercise, theory and clinical application. Reston, Reston
Deutsche Ausgabe: Sullivan PE, Markos PD, Minor MAD (1986) P.N.F. Ein Weg zum Therapeutischen Üben, Fischer, Stuttgart
Voss D, Ionta M, Myers B (1985) Proprioceptive neuromuscular facilitation, patterns and techniques, 3rd edn. Harper & Row, New York
Deutsche Ausgabe: Voss D, Ionta M, Myers B (1987) PNF-Bewegungsmuster und Techniken. Fischer, Stuttgart

Grundlagen

Gellhorn E (1947) Patterns of muscular activity in man. Arch Psych Med 28: 563-574
Gellhorn E (1949) Proprioception and the motor cortex. Brain 72: 35-62
Hellebrandt FA, Waterland JC (1962) Expansion of motor patterning under exercise stress. Am J Phys Med 41: 56-66
Loofbourrow GN, Gellhorn E (1948) Proprioceptively induced reflex patterns. Am J Physiol 154: 433-438
Newton RA (1982) Joint receptor contributions to reflexive and kinestetic responses. Phys Ther 62: 22-29
Scholz JP, Campbell SK (1980) Muscle spindles and the regulation of movement. Phys Ther 60: 1416-1426
Waterland JC, Hellebrandt FA (1964) Involuntary patterning associated with willed movement performed against progressively increasing resistance. Am J phys Med 43: 12-30

PNF-Anwendungen

Bartmes-Kohlhaussen B (1979) PNF - ein Grundelement der Krankengymnastik, Krankengymnastik 10: 530-541
Berlin I (1975) Die Behandlung nach Kabat - Praxis und Grundlagen. Krankengymnastik 10
Bosman WJ, Gerlag JM (1983) PNF-methode als funktionele oefenvorm bij gestoorde orgaanspecifieke funkties, Ned Tijdschr Fysiother 93: 10-16
Griffin JW (1974) Use of proprioceptive stimuli in therapeutic exercise. Phys Ther 54: 1072-1079
Hagenaars L (1983) De PNF-methode in historisch perspectief. Ned Tijdschr Fysiother 93: 2-9
Humphrey TL, Huddleston OL (1958) Applying facilitation technics to self-care training. Phys Ther Rev 38: 605-609
Johansson CA, Kent BE, Shepard KF (1983) Relationship between verbal command volume and magnitude of muscle contraction. Phys Ther 63: 1260-1265
Kabat H (1961) Proprioceptive facilitation in therapeutic exercise. In: Licht S, Johnson EW (eds) Therapeutic exercise, 2nd edn. Waverly, Baltimore
Kabat H, Knott M (1953) Proprioceptive facilitation technics of treatment of paralysis. Phys Ther Rev 33: 53-64
Knott M (1952) Specialized neuromuscular technics in the treatment of cerebral palsy. Phys Ther Rev 32: 73-75

Knott M (1957) Report of a case of Parkinsonism treated with proprioceptive facilitation technics. Phys Ther Rev 37: 229

Knott M (1958) Avulsion of a finger with protracted disability. Phys Ther Rev 38: 552

Knott M (1962) Bulbar involvement with good recovery. J Am Phys Ther Ass 42: 38–39

Knott M (1964) Neuromuscular facilitation in the treatment of rheumatoid arthritis. J Am Phys Ther Ass 44: 737–739

Knott M (1966) Neuromuscular facilitation in the child with central nervous deficit, J Am Phys Ther Ass 46: 721–724

Knott M, Mead S (1960) Facilitation technics in lower extremity amputations. Phys Ther Rev 40: 587–589

Knott M, Barufaldi D (1961) Treatment of whiplash injuries. Phys Ther Rev 41: 573–577

Levine MG, Kabat H (1952) Cocontraction and reciprocal innervation in voluntary movement in man. Science 116: 115–118

Levine MG, Kabat H (1953) Proprioceptive facilitation of voluntary motion in man, J Nerv Ment Dis 117: 199–211

Levine MG, Kabat H, Knott M, Voss DE (1954) Relaxation of spasticity by physiological technics. Arch Psych Med 35: 214–223

Markos PD (1979) Ipsilateral and contralateral effects of proprioceptive neuromuscular facilitation techniques on hip motion and electromyographic activity. Phys Ther 59: 1366–1373

Pink M (1981) Contralateral effects of upper extremity proprioceptive neuromuscular facilitation patterns. Phys Ther 61: 1158–1162

Schunk MC (1982) Electromygraphic study of the peroneus longus muscle during bridging activities, Phys Ther 62: 970–975

Sullivan PE, Portney LG (1980) Electromyographic activity of shoulder muscles during unilateral extremity proprioceptive neuromuscular facilitation patterns. Phys Ther 60: 283–288

Surburg PR (1979) Interactive effects of resistance and facilitation patterning upon reaction and response times. Phys Ther 59: 1513–1517

Tanigawa MC (1972) Comparison of the hold-relax procedure and passive mobilization on increasing muscle length. Phys Ther 52: 725–735

PNF und Sport

Meissner L (1980) P. N. F. und Sport. Krankengynmastik 12: 733–740

Surburg PR (1978) Neuromuscular facilitation techniques in sportmedicine. Phys Sportsmed 9: 115–127

Viehoff P (1983) P. N. F.-patronen in de sport. Ned Tijdschr Fysiother 93: 17–24

Eis

McGown HL (1967) Effects of cold application on maximal isometric contraction. Phys Ther 47: 185–192

Mecomber SA, Herman RM (1971) Effects of local hypothermia on reflex and voluntary activity. Phys Ther 51: 271–282

Olsom JE, Stravino VD (1972) A review of cryotherapy. Phys Ther 52: 840–853

Sabbahi MA, Powers WR (1981) Topical anesthesia: a possible treatment method for spasticity. Arch Phys Med Rehabil 62: 310–314

aus der Reihe **Rehabilitation und Prävention**

Band 23

V. Schweizer, Valens, Schweiz

Neurotraining

**Therapeutische Arbeit mit
hirngeschädigten Erwachsenen
im kognitiven Bereich**

Beilagenset: Arbeitsblätter

Geleitwort von W. M. Zinn

1989. XIII, 115 S. 93 Abb. u. Arbeitsblätter
Brosch. DM 68,– Bei einer Mindestabnahme
von 20 Exemplaren beträgt der Preis pro
Exemplar DM 54,40
ISBN 3-540-50489-3
Das Beilagenset kann auch separat bezogen
werden: **Neurotraining.** Beilagenset. Arbeits-
blätter. Unverbindliche Preisempfehlung
DM 12,– ISBN 3-540-50488-5

Nach einer Hirnschädigung durch Schlaganfall
oder Schädel-Hirn-Trauma müssen nicht nur
die gestörten körperlichen Funktionen,
sondern auch intellektuelle Fähigkeiten wie
Konzentration, Lernen und Gedächtnis,
Raumsinn, Denkbeweglichkeit und Sprache
wiederhergestellt werden. An der Rehabilita-
tionsklinik in Valens (Schweiz) wurde dazu ein
neuropsychologisches Trainingsprogramm
entwickelt, das in diesem Arbeitsbuch vorge-
stellt wird. Großer Wert wurde auf erwachse-
nengerechtes Therapiematerial gelegt, da für
die Patienten Material aus dem Spielzeugsorti-
ment oft frustrierend ist. Eine ausführliche
Beschreibung der Übungen ermöglicht es den
Therapeuten, dieses in der Rehabilitations-
praxis bewährte Funktionstraining in die
eigene Arbeit zu übernehmen und den Bedürfnissen ihrer Patienten anzupassen. Die Beila-
genmappe enthält Arbeitsvorlagen zu den im
Buch beschriebenen Übungen. Damit kann das
Neurotraining direkt in der nächsten Therapie-
stunde eingesetzt werden.

Band 21

**U. Mellenthin-Seemann, F. Steier, A. Schulz,
H.-G. Biester**

Gelenkschutz- unterweisung bei Patienten mit chronischer Polyarthritis

Leitfaden für Ergotherapeuten

Mit einem Geleitwort von O. Eggers

1988. IX, 57 S. 16 Abb. Brosch. DM 28,– Bei
einer Mindestabnahme von 20 Exemplaren
beträgt der Preis pro Exemplar DM 22,40
ISBN 3-540-18830-4

Band 20

G. D. Maitland, Beaumont, Australien

Manipulation der peripheren Gelenke

Geleitwort von D. A. Brewerton

Aus dem Englischen übersetzt von
S. von Mülmann, B. Schäfer, M. Reinecke

1988. XVII, 260 S. 314 Abb. 31 Tab.
6 Klapptafeln. Brosch. DM 78,– Bei einer
Mindestabnahme von 20 Exemplaren beträgt
der Preis pro Exemplar DM 62,40
ISBN 3-540-18497-X

In diesem Buch werden mobilisierende Techniken für alle peripheren Gelenke beschrieben, die einzelnen Abschnitte einer Untersu-
chung durch passive Bewegung ausführlich
erläutert und die Anwendung von Behand-
lungstechniken und ihre Dosierung zu den
Untersuchungsbefunden der Gelenkfunk-
tionsstörung in Beziehung gesetzt.

Springer-Verlag Berlin Heidelberg New York London Paris Tokyo Hong Kong

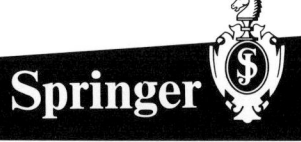

aus der Reihe *Rehabilitation und Prävention*

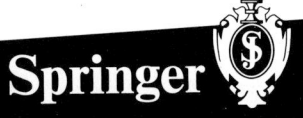

Springer